AF503125

Travail de la Clinique ophtalmologique de l'Hôtel-Dieu

CONTRIBUTION A L'ÉTUDE

DES

COLOBOMES DU NERF OPTIQUE

PAR

Le Dr L. ASSICOT

ANCIEN INTERNE DES HOPITAUX DE PARIS

Avec 2 Planches coloriées

LIBRAIRIE MÉDICALE ET SCIENTIFIQUE

JULES ROUSSET

PARIS. — 36, Rue Serpente. — PARIS

(EN FACE LA FACULTÉ DE MÉDECINE)

1902

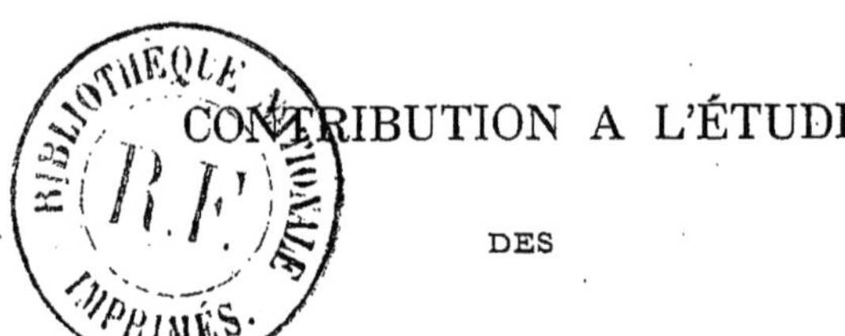

CONTRIBUTION A L'ÉTUDE

DES

COLOBOMES DU NERF OPTIQUE

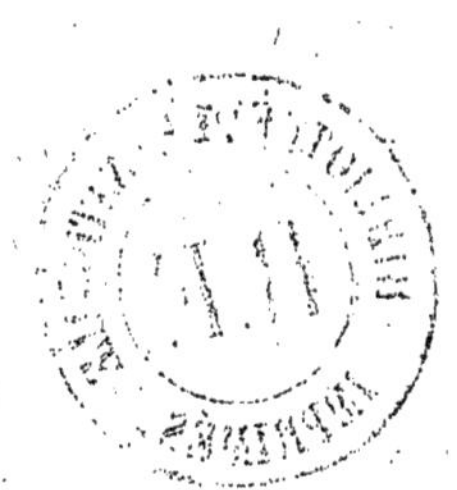

Travail de la Clinique ophtalmologique de l'Hôtel-Dieu

CONTRIBUTION A L'ÉTUDE

DES

COLOBOMES DU NERF OPTIQUE

PAR

Le Dr L. ASSICOT

ANCIEN INTERNE DES HOPITAUX DE PARIS

Avec 2 Planches coloriées

LIBRAIRIE MÉDICALE ET SCIENTIFIQUE

JULES ROUSSET

PARIS. — 36, Rue Serpente. — PARIS

(EN FACE LA FACULTÉ DE MÉDECINE)

1902

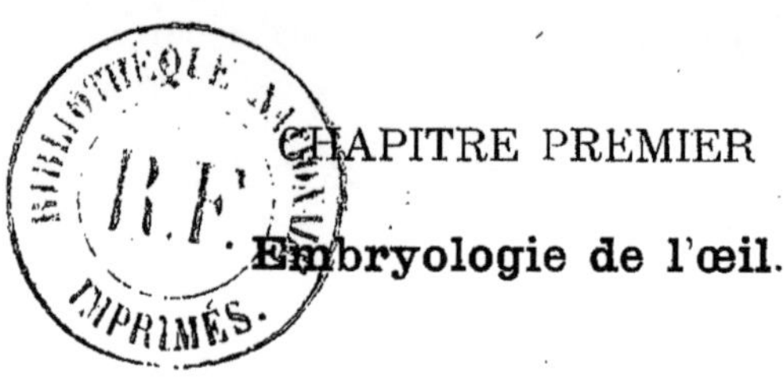

CHAPITRE PREMIER

Embryologie de l'œil.

§ I. — Vésicules primitive et secondaire.

L'étude du développement du globe oculaire montre que celui-ci n'est qu'une émanation du système nerveux central. Des parties latérales de la vésicule cérébrale antérieure, on voit naître deux bourgeons qui ne tardent pas à se creuser d'une cavité centrale et à se pédiculiser, formant les *vésicules optiques primitives ;* le pédicule qui rattache chaque vésicule optique au cerveau est le *pédoncule optique.* Leur cavité communique, par le pédicule également creux qui les rattache au cerveau intermédiaire, avec le troisième ventricule dont elles ne sont qu'un prolongement. Ainsi constituée, la vésicule optique est située sur le plan inférieur du cerveau intermédiaire, et présente deux faces : l'une supérieure, adossée au cerveau, c'est la face proximale ; l'autre inférieure, adossée à la peau, c'est la face distale.

Mais pendant que les portions externe et supérieure des parois de la vésicule primitive (paroi proximale) se développent d'une façon lente et progressive, les parois interne et inférieure (paroi distale) subissent un accroissement brusque et rapide ; on conçoit qu'à un moment donné, cette paroi ne trouvant plus de surface pour s'étaler et se distendre librement, finira par se replier sur elle-même. Il en résulte la formation à la partie inférieure de la vésicule optique d'une dépression, d'une gouttière, dont les dimensions augmentent peu à peu à mesure que les parois de la vésicule primitive se rapprochent l'une de l'autre. Bientôt, par suite de cette invagination du feuillet distal, la cavité interposée entre eux et que M. Panas a désignée, en raison de son origine, sous le nom de « cavité ventriculaire de la rétine », se réduit de plus en plus jusqu'à ce que les deux feuillets finissent par s'accoler ; les bords de la gouttière se rapprochent, et on a une seconde cavité qui est la *vésicule oculaire secondaire,* et qui communique avec le tissu ambiant par un orifice à direction antéro-postérieure, *la fente fœtale.*

Au moment où le feuillet distal commence à s'invaginer, l'ectoderme situé en avant de lui prolifère, s'avance vers le réseau vasculaire qui le sépare du feuillet distal, et finit par constituer un sac entièrement clos, ne tenant à l'épiblaste superficiel que par un pédicule qui lui-même ne tarde pas à se rompre, et le cristallin est constitué. La vésicule cristalline se trouve ainsi en rapport avec l'extrémité antérieure de la fente fœtale, mais, comme l'a établi Mathias Duval, son développement n'a aucun rôle dans la formation de la vésicule secondaire ; le cristallin ne se coiffe pas du feuillet distal et ne le repousse pas devant lui comme le voulaient Hüschke, Remak, Schöler : invagination de la vésicule oculaire primitive, et formation du cristallin sont presque toujours contemporaines, mais elles sont indépendantes : la myxine, poisson de l'ordre des cyclostomes, bien que dépourvue de cristallin, n'en a pas moins une vésicule optique invaginée (1).

§ II. — Formation des membranes oculaires.

Voyons maintenant comment vont se former les membranes qui entrent dans la constitution du globe de l'œil.

Rétine. — La rétine se développe aux dépens des feuillets distal et proximal de la vésicule optique secondaire. Le feuillet distal s'épaissit et va former les neuf couches internes de la membrane nerveuse ; le feuillet proximal ne fournit que la couche pigmentaire. L'épaississement du feuillet distal ne commence qu'à partir de l'époque où se forment les fibres optiques ; il se produit au niveau de sa partie postérieure (rétinienne proprement dite) seulement ; sa partie antérieure (zone irido-ciliaire) subit, au contraire, un amincissement. On sait en effet, qu'à partir de la zone dentelée, la paroi distale n'est plus représentée que par la couche limitante interne de la rétine, qui, accompagnée de la couche pigmentaire, va doubler le corps ciliaire et l'iris.

(1) Real y Beyro. *Thèse*, Paris, 1885.

Choroïde. — La vésicule oculaire primitive est entourée dès son origine par un réseau vasculaire formant membrane et se continuant sur le pédoncule optique et de là sur les vésicules cérébrales ; c'est une simple émanation de la pie-mère cérébrale, et on la désigne sous le nom d'oculo-pie-mère. Valentin avait même cherché à pousser plus loin la comparaison avec les enveloppes du cerveau. Il dit que la choroïde est formée de deux couches de vaisseaux ; l'interne correspond à la pie-mère ; elle représente la choroïde proprement dite, c'est-à-dire la couche vasculaire et la couche capillaire de cette membrane ; l'externe répond à l'arachnoïde, c'est la lamina fusca. Quoi qu'il en soit, l'oculo-pie-mère qui recouvre la vésicule primitive va suivre les diverses phases de son évolution. Au moment où le feuillet distal s'invagine, elle se clive et se divise en deux couches, l'une qui va suivre le feuillet distal, c'est l'oculo-pie-mère non invaginée ; l'autre qui reste en place et passe comme un pont d'une des lèvres de la fente fœtale à l'autre, c'est l'oculo-pie-mère non invaginée. Or, aux dépens de la première va se développer le corps vitré embryonnaire, auquel le cristallin emprunte sa capsule vasculaire, tandis que la deuxième va donner naissance à la choroïde et au corps ciliaire.

Ainsi donc, la choroïde ne se développe pas par simple différenciation du mésoderme qui enveloppe la vésicule optique, comme le voulaient les anciens auteurs. Les recherches de Mathias Duval et de Real y Beyro ont bien mis en lumière ce point de développement des membranes oculaires. Seule, la sclérotique dérive du mésoblaste dans lequel est plongée la vésicule oculaire secondaire.

Iris et corps ciliaire. — Le cristallin, situé, nous l'avons vu, au niveau de l'extrémité antérieure de la fente fœtale, est entouré d'une capsule vasculaire qui se continue en arrière avec l'oculo-pie-mère invaginée, sur sa périphérie avec l'oculo-pie-mère non invaginée. Il y a donc là ce que Real y Beyro appelle le carrefour anastomotique. Son rôle est de mettre en communication le réseau de l'oculo-pie-mère, d'une part avec le réseau hyaloïdien et la capsule postérieure du cristallin, d'autre part avec la membrane pupillaire qui a pour origine également un bourgeon vasculaire d'origine oculo-pie-mérienne, ayant presque la même situation topographique. Sa date d'apparition a lieu vers la huitième semaine de la vie embryonnaire, fait capital sur lequel nous devons insister.

Le développement du « carrefour anastomotique » achevé, une nouvelle apparition de vaisseaux se fait, amenant sur ce dernier un épaississement : le bourgeon irien. L'iris est donc une prolifération de vaisseaux à l'origine, ayant son point de départ sur le carrefour, naissant également vers la huitième semaine. A un moment donné, l'iris s'élargit, devient ainsi point d'attache entre le corps ciliaire qui l'entoure et le carrefour. D'après Picqué, le bourgeon irien se trouve en rapport immédiat avec la portion précristalline de la capsule vasculaire du cristallin. A mesure que ce bourgeon se développe, il dédouble cette portion précristalline de la capsule en deux lamelles secondaires : l'une postérieure reste en rapport immédiat avec la face antérieure du cristallin et la face postérieure de la cinquième couche de l'iris (limitante interne) ; l'autre antérieure, se place an-devant de l'iris primordial (couche moyenne) et forme la membrane pupillaire. Dans ce développement, l'iris est toujours accompagné des bords de la vésicule secondaire qui, eux, n'abandonnent jamais la région du carrefour, et dont les deux feuillets serviront à la constitution de la face postérieure de l'iris ; ils formeront les deux couches profondes (uvée) de cette membrane.

Ici, comme au niveau du corps ciliaire, le feuillet distal se trouve réduit à la membrane limitante de la rétine : mais au niveau de l'iris, cette dernière membrane offre ceci de particulier, qu'elle se laisse envahir par la pigmentation.

Le développement du corps ciliaire est intimement lié à celui de l'iris. Il nait aussi d'un épaississement de l'oculo-pie-mère, au voisinage du bourgeon irien. Celui-ci reste stationnaire un moment, tandis que le corps ciliaire forme, autour des bords de la vésicule secondaire, un anneau qui fait corps avec celui du bourgeon irien. Il se développe et s'approche de l'équateur du cristallin. Il est composé de trois couches superposées : l'interne contient des cellules non pigmentées, c'est la *pars ciliaris retinæ*; la moyenne est très pigmentée ; l'externe est richement vasculaire.

En résumé, sur un premier épaississement de l'oculo-pie-mère vasculaire, ou carrefour anastomotique se greffe le bourgeon irien, d'origine vasculaire également, et dans le voisinage du carrefour anastomotique prend naissance le corps ciliaire. Ce qu'il importe de retenir, c'est que la fente oculaire n'a rien à voir avec le développement de l'iris. C'est, pour la partie fondamentale, par le bourgeonnement de la périphérie vers le centre, du grand cercle vers la pupille, que se développe l'iris, à une époque où, comme nous le verrons, la choroïde est déjà presque entièrement formée, et, en tout cas, la fente oculaire depuis longtemps oblitérée.

Nerf optique — Le nerf optique se développe aux dépens du pédoncule optique que nous avons vu relier la vésicule optique au cerveau intermédiaire. Comme la vésicule elle-même, il se creuse à sa face inférieure d'une gouttière qui n'est que la continuation de la fente fœtale. Comme pour cette dernière, les deux lèvres de cette gouttière se rapprochent peu à peu et finissent par se rejoindre, englobant à l'intérieur du nerf optique les vaisseaux centraux de la rétine. En effet, le pédoncule optique, comme la vésicule secondaire, est entouré d'un feuillet vasculaire, dépendance de la pie-mère, feuillet qui s'invagine en partie dans la fente sous-pédonculaire.

Quant au pédoncule optique, il ne prend aucune part à la formation des fibres du nerf optique ; il sert seulement de conducteur à ces fibres qui vont du cerveau intermédiaire (couches optiques) à la rétine.

Pour His et Kolliker, les fibres du nerf optique sont des excroissances de certains groupes ganglionnaires du cerveau (couche optique, tubercules quadrijumeaux) qui finissent par atteindre la rétine. Ils appuient leur manière de voir sur ce fait que c'est au voisinage immédiat du cerveau que les fibres du nerf optique deviennent pour la première fois très nettes dans le cours du développement. D'après Muller, au contraire, les fibres optiques sont les prolongements des cellules ganglionnaires de la rétine et ne s'unissent aux centres nerveux que secondairement.

Le nerf optique, complètement développé, comprend donc : une gaine superficielle dérivée du mésoblaste ; une gaine moyenne formée par la portion de l'arachnoïde qu'accompagne le pédoncule optique et un peu par le mésoblaste ambiant ; une gaine profonde, née aussi du mésoblaste, mais dérivant surtout du réseau oculo-pie-mérien non invaginé; des fibres nerveuses, mêlées à une grande quantité de substance cellulaire provenant de la substance embryonnaire d'appui du feuillet médullaire et du mésoblaste ambiant; enfin, l'artère centrale de la rétine, qui dépend un peu de ce mésoblaste, mais avant tout du réseau oculo-pie-mérien invaginé.

En résumé, le treillis vasculaire du nerf optique dérive à la fois de l'oculo-pie-mère et du mésoblaste ambiant invaginés et non invaginés.

§ III. — **Fente fœtale**

Huschke, le premier, en 1837, observa l'invagination de la vésicule oculaire primitive. Remak, puis Schöler, en 1848, reprirent les recherches d'Huschke et émirent sur le mécanisme de la formation l'opinion suivante, longtemps acceptée par tous les auteurs modernes. Au moment où la paroi distale de la vésicule est repoussée de dehors en dedans par le développement du cristallin, la paroi inférieure est déprimée, creusée sous la pression du bourgeon mésodermique. Nous avons vu que Mathias Duval et Réal y Beyro n'admettent pas cette théorie mécanique de l'invagination, et nient le rôle dévolu jusqu'à eux au cristallin et au mésoderme ambiant dans la formation de la vésicule oculaire secondaire.

Une fois constituée, la fente fœtale représente une fissure dirigée d'avant en arrière ; elle n'est pas située dans le méridien vertical, mais elle regarde un peu en bas et en dedans. En arrière, elle se continue avec la gouttière du pédoncule optique. Elle a la forme d'un cœur de carte à jouer, et on lui considère deux régions bien distinctes : l'une, externe, très large, de forme ovalaire qui encadre le cristallin, et porte le nom d'orifice externe ou antérieur de la vésicule secondaire ; l'autre, inféro-interne, plus étroite, commence en dehors au niveau du bord du cristallin et finit en dedans sur le nerf optique, plus ou moins suivant la classe des vertèbres que l'on observe : c'est à cette seconde partie que l'on donne particulièrement le nom de fente ou fissure fœtale ; elle se trouve en rapport avec le tissu mésodermique ambiant.

En dessous et en arrière du cristallin, le réseau vasculaire de la chorio-capillaire se trouve engagé dans la fissure fœtale. la remplit dans toute son étendue et forme, chez les mammifères, un pédicule à la capsule vasculaire du cristallin et au corps vitré. Mais bientôt vont survenir des modifications qui aboutiront à la fermeture de la fente. En effet, les deux feuillets de la vésicule continuant à croître, cherchent un vide pour s'y étaler à l'aise ; mais, se développant plus vite que les autres membranes de l'œil, ils se heurtent à la surface de celles-ci qui leur opposent un invincible obstacle. En même temps, le réseau de la chorio-capillaire s'enrichit au point qu'il remplit toute la fente d'un véritable pédicule vasculaire ; ce pédicule s'oppose au chevauchement des bords de la fente, l'un sur l'autre. Il ne reste donc plus de voie libre au développement des parois de la vésicule que sa propre cavité ; alors ces parois glissent sur la chorio-capillaire et le mésoderme ; les bords de la fente, à leur tour, glissent sur le pédicule vasculaire qui la traverse et se précipitent dans la cavité vésiculaire ; de la sorte, la fente devient plus profonde. Le feuillet distal s'accroît alors un peu plus vite que le feuillet proximal et force les cloisons à s'infléchir de nouveau perpendiculairement à leur direction première, et à se diriger l'une vers l'autre, en étreignant de plus en plus entre leurs bords le pédicule vasculaire.

Von Ammon, qui a étudié la fermeture de la fente fœtale chez l'homme, déclare que l'occlusion s'effectue d'avant en arrière.

Kœlliker partage cette opinion mais ces deux auteurs ne précisent pas exactement l'âge de la vie fœtale auquel ce phénomène s'accomplit. Au contraire, pour Manz, la soudure de la fente s'accomplit d'arrière en avant, et d'après lui, elle commence dans la première moitié du second mois, et elle est achevée vers la septième semaine. Enfin, pour Réal y Beyro, le point de départ de la soudure correspond au pôle postérieur de l'œil, c'est-à-dire au point d'attache du pédicule sur la vésicule secondaire.

De là, elle marche dans deux sens opposés, en avant vers la région du cristallin, en arrière sur le pédicule. Kœlliker fait observer que la région de la fente qui se ferme la dernière correspond au nerf optique.

En effet, chez les mammifères, le paquet de vaisseaux qui remplit la gouttière formée par l'invagination du pédicule, quitte cette gouttière à peu de distance de la vésicule secondaire et oppose par conséquent un obstacle à la fermeture de cette fente. Primitivement, entre la chorocapillaire non invaginée et le corps vitré (oculo-pie-mère invaginée), la continuité s'établit d'abord largement par la fente fœtale ; mais, une fois cette fente fermée, elle n'a plus lieu que par un petit orifice situé près du pédicule et livrant passage à un petit paquet de vaisseaux. D'après la théorie de l'arrêt de développement des colobomes, si cet orifice ne se ferme pas, si les lèvres de la gouttière optique ne se rapprochent pas et ne peuvent s'accoler, on a la malformation désignée sous le nom de colobome du nerf optique.

Rotation du bulbe. — La fente fœtale, avons-nous vu, est située au début, en bas et en dedans de la vésicule oculaire. Or, dans un travail paru en 1883 (1), Vossius s'est attaché à démontrer que cette fente se dé-

(1) Vossius, *Arch. für Ophtalm.*, IV, p. 119. 1883.

plaçait peu à peu en dehors dans le cours du développement. Après avoir montré que, chez l'adulte, le point d'entrée des vaisseaux centraux dans le nerf optique se fait toujours à une distance constante du bulbe, 10 à 12 mm. et dans le segment inférieur et externe; que, chez l'embryon, d'autre part, et c'est un fait non moins constant, l'entrée de ces mêmes vaisseaux se fait en dedans et en bas, Vossius conclut que le nerf optique a dû subir une rotation suivant son axe ; et comme démonstration anatomique de ce fait, il avance que le nerf optique présente constamment une torsion, immédiatement après son entrée dans l'orbite, aussi bien chez le fœtus que chez l'adulte. De plus, il ajoute qu'en raison de l'union intime du bulbe et du nerf, il n'est pas vraisemblable d'admettre que le mouvement se trouve limité au tronc nerveux seul jusqu'à son entrée dans le bulbe. Le globe, dit-il, excite un mouvement de rotation en dehors en même temps que le pédoncule optique, et il s'appuie sur ce fait que le muscle droit supérieur n'occupe pas la même place chez le fœtus, le nouveau-né et l'adulte : chez le fœtus de cinq mois, il se trouve sous la moitié latérale externe de la voûte orbitaire ; chez le nouveau-né, il correspond à la partie médiane de la voûte ; chez l'adulte, il est situé en dedans du méridien vertical du bulbe; en un mot ce muscle se déplace de dehors en dedans, et par conséquent le globe exécute une rotation en sens inverse. Cette rotation d'après Vossius serait très prononcée, puisqu'elle répondrait à un angle de 90° au moins, la ligne répondant à l'ancienne fente fœtale devenant sensiblement horizontale.

Quant à la cause de cette rotation, Vossius invoque les rapports qui existent entre le nerf et l'orbite ; au début, les yeux se trouvent situés sur les parties latérales de la vésicule cérébrale ; mais, par la suite, le développement des parties latérales de l'orbite aux dépens de la grande aile du sphénoïde, amène progressivement la vésicule oculaire en avant, mouvement qui nécessite l'incurvation de son pédicule. Mais, étant donné les différences existant entre la longueur de l'axe orbitaire et la longueur réelle de la portion orbitaire du nerf optique, et l'impossibilité pour le bulbe, fixé par les paupières, de subir un mouvement de translation en avant, on conçoit que le nerf est contraint d'exécuter un mouvement de torsion autour de son axe longitudinal, mouvement auquel le bulbe devra nécessairement participer.

Cette théorie de Vossius, admise par Schwalbe, était très séduisante, car elle permettait d'interpréter la position de certains colobomes occupant une situation différente de celle qui correspond à l'ancienne fente fœtale. Malheureusement, l'hypothèse de la rotation du bulbe est aujourd'hui controuvée, au moins dans l'étendue indiquée par Vossius, comme l'ont montré les recherches de Deyl (1), de Henckel (2), de Van Duyse (3).

Tout d'abord les changements de rapports qui s'opé-

(1) Deyl, *Anat. Anzeiger*, 1896, Bd XI, S. 687.

(2) Henckel, *Beitrag z. Entwicklungsgesch. d. menschl. Auges* (*Anat. Hefte*, 1898).

(3) Van Duyse, *Bulletin de l'Académie royale de médecine de Belgique*, année 1900, page 824.

reraient entre le releveur de la paupière et le muscle droit supérieur, lequel muscle se déplacerait de dehors en dedans, ne sont certainement pas exacts, comme l'ont montré des études postérieures à celles de Vossius. De plus, le point de pénétration de l'artère centrale, après la naissance, ne se fait pas dans le quadrant inféro-externe du nerf optique. Il ne reste point non plus, comme Deyl l'a soutenu, dans le quadrant inféro-interne, mais il est situé directement sur le bord inférieur du nerf, comme l'ont établi Henckel et Stræhl. En effet, des fœtus humains du troisième mois ou de la fin du quatrième mois permettent de démontrer sur des coupes frontales de l'orbite faites en série, que l'artère centrale pénètre directement de bas en haut, sous le bord inférieur de la corde optique. Dans l'analyse histologique d'un œil présentant un colobome de l'iris et du plancher oculaire, Van Duyse a trouvé l'artère centrale pénétrant de bas en haut, sous la corde optique, au proche voisinage du bulbe.

De ce qui précède, il résulte que la théorie de Vossius n'est pas absolument erronée. En effet, la fente oculaire, et par conséquent le point d'entrée des vaisseaux centraux, est autrement située au deuxième mois chez l'embryon humain qu'elle ne l'est après cette époque. Une rotation du nerf autour de son axe longitudinal doit donc avoir lieu ; seulement, elle se fait avant l'époque indiquée par Vossius, et de plus, au lieu de se faire suivant un angle de 90° elle ne décrit qu'un arc de quelques degrés pour amener directement en bas la ligne de l'ancienne fente fœtale, primitivement située à la partie inféro-interne de la vésicule oculaire.

CHAPITRE II

Etiologie.

L'étiologie des colobomes du nerf optique, comme celle de toutes les malformations congénitales, est fort obscure. Cependant, il faut noter ici, l'influence de l'hérédité qui a été observée dans certains cas.

Weyert (1) décrit 10 colobomes qu'il a observés dans trois générations d'une famille de Saint-Pétersbourg. Chez un vieillard de 70 ans, le colobome existait sur l'œil gauche, et l'œil droit présentait une excavation physiologique; — chez trois de ses enfants, dans les deux yeux, deux autres enfants avaient les yeux normaux; — chez l'une de ses petites-filles, colobome sur les deux papilles; chez l'autre colobome sur l'œil droit; chez trois autres, les yeux normaux; enfin un quatrième petit-enfant présentait un colobome de l'iris.

Pflüger (2) rapporte un cas de colobome du nerf optique et de la choroïde avec une légère microphtalmie et

(1) Weyert, *Klinische Monatsblatter für Augenheilkunde*, 1830.
(2) Pflüger *Archiv. für Augenheilkunde*, 1884.

microcéphalie chez un enfant de 11 ans. La mère de cet enfant était microcéphale et microphtalme, mais sans colobome. Une sœur et le frère de la mère avaient également des malformations des yeux.

Pfanmuller (3) décrit trois colobomes du nerf optique dont un avec colobome de la choroïde. Chez un de ces malades, on trouva dans la même famille une sœur atteinte de microphtalmie congénitale, avec colobome de l'iris et de la choroïde d'un côté, une microphtalmie de l'autre.

De Wecker (4) cite l'observation de trois sœurs, dont l'une était atteinte d'un simple colobome iridien sans altération semblable de la choroïde ; l'autre présentait un simple colobome choroïdien ; enfin la troisième un colobome exclusivement formé à l'entrée du nerf optique.

Ce sont là à peu près les seules notions que l'on possède sur l'étiologie des colobomes. Cependant, il est possible que l'étude des antécédents héréditaires des malades atteints de cette malformation, et notamment la recherche des stigmates de l'hérédo-syphilis, vienne dans certains cas du moins fournir, comme nous le verrons, des documents nouveaux à cette question. L'observation de Galezowski que nous rapportons plus loin montre en effet qu'il y aura toujours intérêt à chercher dans cette voie la condition étiologique du colobome.

(3) Pfanmuller, *Dissertation inaugurale*, Giessen, 1894,

(4) De Wecker, *Traité d'ophtalmologie*, tome IV, page 625.

CHAPITRE III

Symptomatologie

Le colobome du nerf optique est une anomalie congénitale caractérisée à l'examen ophtalmoscopique par une augmentation de la surface et une excavation du disque optique, et par une disposition particulière des vaisseaux variable suivant les cas. Cette définition, toute clinique, ne préjuge rien ni de la pathogénie, ni de l'anatomie pathologique de la malformation, et nous verrons plus loin qu'il est souvent difficile en pareil cas de dire quelle part il faut faire au nerf optique dans la formation du colobome, ce qui revient d'une part à la papille, d'autre part à la région sous-papillaire.

Dans la grande majorité des cas, c'est en bas que siège la malformation ; elle appartient alors à la classe que Van Duyse désigne sous le nom de colobomes typiques. Cependant, ce n'est pas là une règle absolue, et on trouve dans la littérature médicale des faits où le colobome occupe une autre situation (*colobomes atypiques*). Nous citerons à ce propos les trois observations suivantes :

OBSERVATION I (1)

J.-B. Berghe, âgé de 33 ans, ouvrier peintre en bâtiments, jouit d'une bonne santé et n'offre aucune anomalie congénitale apparente, à l'exception de celle dont nous allons parler.

Œil gauche : aux épreuves visuelles, myopie de 1 D et V normal.

Œil droit : myopie, 9 D, V = 5/30. La fixation est bonne avec l'œil droit, amblyopique. L'angle α (entre l'axe cornien et la ligne visuelle) y est de 12° ; il n'est que de 3° à l'œil gauche.

Le champ visuel a son étendue normale à droite. Le punctum cœcum est considérablement allongé dans le sens horizontal ; il s'étend de 15° à 28°. La distance angulaire entre le point de fixation et la limite interne du punctum cœcum est de 15°.

A l'ophtalmoscope, on constate : à gauche une myopie de 2 D, et un petit croissant atrophique situé au côté temporal de la papille ; à droite, une myopie assez prononcée, mais différente selon les diverses régions du fond de l'œil. La teinte claire de la pupille se prolonge du côté temporal d'à peu près deux diamètres papillaires normaux, dans la direction occupée normalement par la macula lutea. La tache atrophique (c'est ainsi que nous la nommerons provisoirement), située au côté temporal de la papille, est d'un blanc tendineux, et se distingue manifestement de la papille, qui a sa teinte normale. Seulement, la moitié externe de la papille fait défaut. En haut et en bas, la couleur blanche de la tache atrophique, passe plus insensiblement dans le ton normal du reste du fond oculaire. A son extrémité temporale, un peu échancrée, la tache est bordée nettement par une zone dans laquelle du pigment noir est amassé en quantité anormale. La teinte noire y est nettement

(1) Nuel, Colobome temporal de la papille du nerf optique. *Annales d'oculistique*, 1885.

délimitée du côté de la tache ; à son bord opposé elle passe insensiblement dans le fond normal.

Le bord papillaire, bien accusé en dedans, en haut et en bas, sous la forme d'une demi-circonférence légèrement pigmentée, fait défaut du côté externe. Ce bord noirâtre n'a aucune tendance à compléter le cercle du côté temporal ; on le voit manifestement, surtout en bas, se continuer droit en dehors, et se confondre avec le bord de la tache blanche.

La paroi oculaire est excavée au niveau de la tache blanche ; on y constate, tout contre la papille, une myopie de 11 D, et une myopie de 6 D seulement sur la papille et dans le reste du fond de l'œil. L'excavation s'efface lentement du côté temporal et son fond s'élève dans le niveau correspondant à une myopie de 6 D. En haut et en bas, la transition entre le niveau de l'excavation et celui du reste du fond est brusque ; on voit de nombreux vaisseaux débouchant de la papille au fond de l'excavation, s'élever comme le long d'un talus abrupt, et contourner brusquement le rebord de l'excavation pour s'élancer dans le niveau du fond normal. La réfraction pour l'endroit présumé de la fovea centralis — le reflet produit par la fovea centralis d'un œil normal était invisible — en dehors de la forte pigmentation à l'extrémité temporale de la tache blanche était celle d'une myopie de 9 à 10 D. L'examen fonctionnel révéla une myopie de 9 D.

Les vaisseaux centraux de l'œil droit s'éloignent à plus d'un titre de l'état normal. Ils sont plus nombreux que normalement ; on ne voit pas les troncs communs, ils doivent s'être divisés, à plusieurs reprises, en arrière de l'œil. De plus, le calibre total des artères aussi bien que celui des veines rétiniennes dépasse la normale. Leur direction anormale est intéressante à noter. Les gros troncs ne se dirigent ni en haut ni en bas, mais, groupés en deux faisceaux, ils se dirigent du côté temporal, le long des deux versants de l'excavation anormale. Les parties rétiniennes interne, supérieure et inférieure ne reçoivent leurs vaisseaux, sauf quelques petits rameaux, que par une voie détournée. Trois petits vaisseaux, dont le moyen est une artère, s'élancent de la papille directement en dehors, à travers la partie excavée.

Dans l'œil gauche normal, affecté d'une légère myopie, la disposition des vaisseaux rétiniens se rapproche beaucoup de l'état des choses dans l'œil droit ; l'anomalie, bien manifeste, y est un peu moins prononcée.

D'après ce qui précède, le diagnostic « colobome du nerf optique situé du côté temporal, et des parties avoisinantes des parois oculaires » s'impose. L'anneau sclérotical autour du nerf optique n'est pas fermé du côté temporal : il y est déhiscent, et à ce niveau il y a une excavation du fond de l'œil qui s'étend au loin suivant le méridien horizontal de l'œil et se perd insensiblement. En haut et en bas, l'excavation est bordée par un versant très incliné. A partir du milieu du nerf optique le fond de l'œil est creusé par une espèce de rigole étendue du côté temporal, et qui en s'élargissant se perd insensiblement au-delà de l'endroit servant à la fixation D'après le relevé ophtalmoscopique, la profondeur de l'excavation dépasse quelque peu un millimètre tout contre le nerf optique. La portion interne de la rigole n'est pas pigmentée ; on voit par transparence la sclérotiqne blanche. Les vaisseaux choroïdiens font défaut à l'endroit non pigmenté ; par contre, les vaisseaux rétiniens traversent la zone blanche. Mais comme il n'existe aucune sensibilité lumineuse à ce niveau, il est probable que les éléments nerveux de la rétine n'y sont pas développés.

. . . .

La disposition des vaisseaux rétiniens mérite une attention spéciale. A l'état normal, ils se dirigent en haut et en bas ; dans l'œil droit de Berghe, ils se dirigent droit en dehors, à partir de la papille et longent les bords de l'excavation colobomateuse; plusieurs même, montent le long du talus de l'excavation. Notons aussi leur nombre dépassant la normale.

Observation II

Colobome (unilatéral) iridien, choroïdien et du nerf optique, dirigé du côté temporal (1).

O.G. Il existe un colobome iridien, situé du côté temporal, absolument dans le diamètre horizontal. L'iris y fait totalement défaut jusqu'au corps ciliaire. La pupille réagit ; elle est un peu déplacée vers le centre du colobome. A l'éclairage oblique on voit le bord du cristallin régulier, mais portant deux taches nacrées à sa périphérie. A l'ophtalmoscope, on remarque le bord du cristallin, et dans la lentille, deux taches opaques correspondant aux deux taches nacrées. On ne voit pas à ce niveau de procès ciliaires, mais cependant il n'y a pas de colobome proprement dit du corps ciliaire. Un large colobome choroïdien temporal dans le méridien horizontal, est étendu périphériquement jusque dans l'ora serrata, où on ne parvient pas à en voir nettement les limites. Vers la papille, il cesse par une ligne courbe, convexe, dans laquelle on ne voit pas d'indication d'un raphé suivant le méridien horizontal ; ce bord est très nettement accusé ; en dehors du colobome, le fond oculaire est normalement pigmenté, même avec un léger excès de pigmentation sur le bord immédiat du colobome. L'aire de ce dernier est d'un blanc nacré parsemé de quelques taches noires irrégulières, et parcouru par quelques vaisseaux choroïdiens.

Sur la papille, la disposition des vaisseaux n'offre rien de particulier, sauf qu'à une assez grande distance de la papille, ils s'infléchissent fortement vers le colobome. A son bord temporal existe une atrophie triangulaire, à pointe dirigée vers le colobome choroïdien périphérique, et située exactement dans le méridien horizontal ; on dirait un raphé suivant lequel la choroïde ne serait pas réunie. La limite du colobome est à trois diamètres papillaires environ de la papille.

(1) Nuel et Leplat, *Annales d'oculistique*, 1889.

Observation III

Un cas de colobome du nerf optique, Remak (1).

Jeune fille de 26 ans venue consulter pour des troubles dépendant d'une asthénopie de degré moyen : conjonctivite simple légère, hypermétropie peu prononcée. A l'examen ophtalmoscopique, le nerf optique à droite présentait un aspect insolite. La papille de l'œil droit avait à peu près les mêmes dimensions qu'à gauche, mais elle était entourée d'une faucille offrant l'aspect d'un staphylome. Ce staphylome, de teinte grisâtre, atteignait sa plus grande largeur du côté de l'extrémité nasale de la papille ; ses deux pointes entouraient la papille en haut et en bas, embrassant environ les deux tiers de son périmètre. Les limites étaient dessinées par des amas de pigment choroïdien principalement le long du bord tourné vers la rétine.

Dans le champ de la papille, un peu au-dessus et en dehors du centre se voyait une excavation physiologique profonde, dont le bord supérieur était tout particulièrement bien découpé. La paroi interne restait un peu au-dessous du niveau du reste de la papille ; de cette excavation partait une gouttière qui après avoir traversé transversalement le champ de la papille aboutissait à une fente profonde, intéressant la moitié nasale de la papille et située tout près de son bord interne. Le bord de cette fente était nettement délimité en haut, en dedans et en bas, décrivant un arc.

En dehors, la fente se délimitait d'une façon moins nette d'avec la gouttière qui y débouchait. Impossible de pénétrer du regard dans la profondeur de la fente ; la lumière réfléchie par le fond avait une teinte d'un blanc bleuâtre très intense. Peut-être faut-il conclure de là que le fond était en rapport d'une

(1) Remak, *Centralblatt für praktische Augenheilkunde*, 1884, p. 225.

façon ou d'une autre avec la sclérotique ou la gaine du nerf optique. Toute la moitié nasale de la papille, située au pourtour de cette fente, occupait un niveau un peu moins élevé que les parties avoisinantes de la rétine. En pénétrant dans le champ du staphylome, les vaisseaux décrivaient un léger arc à concavité dirigée en arrière pour aller de la rétine vers la gaine du nerf optique.

Pas d'anomalies dans la distribution vasculaire. Tous les vaisseaux évitent en quelque sorte le territoire occupé par la fente sauf que deux veines cotoient ses bords supérieurs et inférieurs.

Pas d'autre anomalie dans le fond de l'œil. Hypermétropie légère, avec acuité visuelle bonne.

Ce ne sont pas les seuls cas de colobomes atypiques du nerf optique que nous connaissions. De Wecker (Graefe et Sœmisch, Handb., t. IV) relate le fait suivant : dans l'œil gauche d'une fille de 12 ans, offrant une myopie de 9 D., il y avait un colobome temporal du nerf optique ; les vaisseaux, très nombreux, se dirigeaient presque tous, au sortir du centre du nerf, en ligne droite, vers la macula. L'œil droit, affecté du même degré de myopie, présentait un colobome arrondi à l'endroit de la macula, et de plus une large tache atrophique située au côté temporal du nerf.

Le même auteur (1) rapporte un second cas de colobome temporal du nerf optique coexistant avec un colobome maculaire. Notons à ce propos la très grande rareté de la coexistence du colobome du nerf optique avec le colobome de la macula. Outre les deux observa-

(1) De Wecker et Landolt, *Traité d'ophtalmologie*, t. IV, p. 626.

tions de de Wecker, nous trouvons cependant un cas de Michaelsen (1), et un autre de Dor (2), ce dernier observé chez un micro-céphale.

Dans la description du colobome nous avons à étudier la forme générale de la malformation, ses bords, le fond, la disposition des vaisseaux à sa surface, les altérations chorio-rétiniennes concomitantes.

On peut résumer d'un mot les caractères de la lésion en disant avec Arlt, qu'elle semble avoir été faite en refoulant avec le pouce la région immédiatement située au-dessous du disque optique. La forme est assez régulièrement circulaire un peu allongée cependant dans le sens vertical. Parfois le colobome est limité par un anneau scléral bien net, plus ou moins large, tantôt occupant toute la circonférence de la lésion, tantôt marqué seulement à la partie supérieure ou à la partie inférieure. Cet anneau scléral (limite sclérale de Liebreich), tranche par sa teinte d'un blanc mat sur le fond grisâtre de l'excavation colobomateuse, et se trouve sur le même plan que la rétine avoisinante, car on voit les vaisseaux passer sur ses bords sans décrire d'inflexion. Les limites de l'anneau sont bordées en général d'une zone pigmentaire qui n'est pas continue mais est surtout marquée du côté interne et du côté externe, et le pigment empiète même par places sur l'anneau sclérotical. Enfin souvent, l'anneau scléral manque complètement ou presque complè-

(1) Michaelsen, Un cas de microphtalmos avec membrane pupillaire persistante, colobome du nerf optique, colobome de la macula. (*Centralblatt für prœktische Augenheilkunde*, 1889).

(2) Dor, *Revue d'ophtalmologie*, juillet 1888.

tement et la choroïde se prolonge jusque sur les bords de l'excavation qui sont simplement marqués par une légère pigmentation plus ou moins accentuée. C'est ce que nous observons dans les deux cas que nous publions.

Le fond de l'excavation colobomateuse est très intéressant à étudier. Tout d'abord elle est très variable et dans certains cas, il y a peu de différence de niveau entre le colobome et le reste de la rétine ; dans notre observation II par exemple, nous voyons que la lésion n'occupe pas un plan beaucoup plus profond que le reste du fond de l'œil, comme le montre le coude très léger que forment les vaisseaux en passant sur les bords et l'examen à l'image droite ; il suffit en effet d'ajouter 2° pour voir les détails de cette excavation, ce qui fait par conséquent moins de 1 mm. Mais le plus souvent, il y a au niveau du colobome une excavation très prononcée, et le nerf optique forme à son entrée dans l'œil une véritable poche. Cette poche est formée par la distension des gaines du nerf optique et de la sclérotique qui, amincies, mal soutenues, ont constitué un *locus minoris resistentiæ* qui a cédé à la pression intra-oculaire. Elle atteint son maximum de profondeur en bas, et à ce niveau, surtout quand le colobome du nerf optique se continue avec un colobome de la choroïde, comme dans notre obs. I, la disposition est très caractéristique : le bord inférieur de l'excavation forme là une ligne très accentuée, un ressaut brusque, au niveau duquel la teinte ardoisée du colobome de la gaine tranche d'une façon sensible sur la teinte plus blanche et nacrée du colobome de la choroïde et la comparaison avec la margelle d'un puits donne une idée très juste de l'aspect ophtalmoscopique. A mesure qu'on remonte vers la partie supérieure de l'excavation, celle-ci devient de moins en moins profonde et tend à regagner le niveau de la rétine.

C'est aussi dans un point situé à peu de distance du bord supérieur du colobome qu'émergent le plus souvent les vaisseaux centraux, et qu'apparaît dans une zone plus ou moins indécise et irrégulière, une teinte légèrement rosée rappelant le coloris d'une papille normale, et se distinguant, souvent faiblement, de la coloration grisâtre du colobome. C'est la disposition que nous retrouvons sur notre obs. II, où la papille forme à la partie supérieure un petit disque à contours irréguliers, à teinte rosée et vers le centre duquel convergent quelques vaisseaux. Très souvent, il est impossible de retrouver la papille ; dans certains cas, on ne peut que la soupçonner, et elle est indiquée par un pinceau de vaisseaux qui partent d'un point de l'excavation pour aller se perdre ensuite dans la rétine avoisinante. De plus par suite de l'obliquité d'insertion des gaines du nerf, par suite de la distension en ampoule de la région sous-papillaire, la papille est pour ainsi dire réfléchie en arrière, dirigée plus ou moins horizontalement de haut en bas et d'avant en arrière ; une telle papille ne peut être que partiellement accessoire à l'exploration ophtalmoscopique, l'axe du regard, dirigé autant que possible de bas en haut, restant tangentiel à la surface du nerf optique. Pour faire comprendre cette disposition, nous ne saurions mieux faire que de reproduire l'observation suivante de Van Duyse publiée dans les *Annales d'oculistique* de 1884 :

« L'examen (image droite) permet de rencontrer, en allant de haut en bas :

1° Le fond de l'œil normal, dans lequel se dessinent vaguement les vaisseaux choroïdiens, mais à une certaine distance de la papille seulement.

2° Un rebord demi-circulaire, séparant le fond normal de l'œil d'une cavité située plus bas et qu'il surplombe. La teinte rosée correspond à celle des papilles normales (capillaires du tissu nerveux).

3° Une cavité limitée en haut par le rebord demi-circulaire décrit à l'instant; elle est progressivement approfondie de bas en haut et d'avant en arrière, surtout du côté temporal.

4° Un nouveau rebord, non rosé comme le premier, mais d'un blanc jaunâtre, et séparant transversalement l'excavation, située au-dessus, du demi-disque blanc.

5° L'annexe blanche désignée sous le nom de demi-disque. Très peu excavée, comme le démontre l'absence de coude pour les vaisseaux qui passent de cette surface dans la rétine normale, elle est d'un blanc jaunâtre à l'image droite et parsemée de petites macules grises. Ses limites latérales sont nettes (liséré pigmentaire grisâtre du côté nasal), mais le bord inférieur est peu accusé.

6° Le fond normal de l'œil. »

En s'appuyant sur cette étude, Van Duyse représente la coupe du fond de l'œil de ce malade de la façon suivante :

« 1° Fond normal de l'œil ; choroïde présente.

2° Portion antérieure de la surface papillaire réfléchie en arrière. La papille occupe deux plans : sa portion antérieure, directement visible, est située dans le plan normal à l'axe du regard : la portion postérieure, la plus considérable, se recourbe en arrière pour se diriger de bas en haut vers le cul-de-sac sous-papillaire, formé par la distention des gaines du nerf optique à ce niveau.

3° Cavité visible sur l'image opthalmoscopique et conduisant dans l'ectasie de la gaine optique.

4° Rebord légèrement saillant dont il a été question plus haut.

5° Demi-disque blanc. C'est le prolongement de la gaine optique ou sclérotique normale ; sous la rétine plus ou moins modifiée qui recouvre ce disque, la choroïde fait défaut.

6° Fond normal, choroïde présente. »

La surface de l'excavation colobomateuse offre une teinte spéciale d'un gris bleuté, ardoisé, qui tranche sur la teinte plus blanche du colobome de la choroïde, quand il y a coexistence des deux malformations, comme cela a lieu dans nos deux observations. Mais de plus, elle offre le plus souvent à l'examen certaines particularités sur lesquelles ont moins insisté les auteurs : nous voulons parler des travées, des crêtes qui sillonnent le colobome, font saillie à sa surface, et tranchent par leur teinte souvent nacrée sur sa coloration gris terne ; elles peuvent ainsi diviser l'excavation en deux ou trois cupules, et s'il existe des vaisseaux à l'intérieur du colobome, on peut voir ceux-ci en passant sur les travées, décrire un coude plus ou moins accentué. Cet aspect est très caractéristique dans notre obs. I, où le colobome du nerf optique est associé à un colobome de la choroïde.

Le fond de l'excavation de l'œil droit est sillonné par une travée verticale qui se bifurque à sa partie inférieure, de façon à délimiter trois cavités dans l'intérieur du colobome ; du côté gauche, c'est une crête demi-circulaire ou plutôt formée de deux branches, l'une horizontale, l'autre verticale. L'obs. II nous montre également des inégalités, des saillies et des dépressions de la surface que dénote la simple inspection du fond de l'œil, mais que rend plus évidentes le déplacement parallactique. Enfin, les deux observations suivantes de Van Duyse sont très instructives à cet égard.

Observation I

(Van Duyse; *Annales d'oculistique*, 1884).

Petite fille de neuf ans.

O. D. Examen du fond d'œil. On est tout d'abord frappé des dimensions excessives de la papille optique, indépendamment des autres particularités qui existent à ce niveau. Les diamètres papillaires sont pour le moins triplés. Du côté maculaire, existe un double liséré pigmentaire limitant un espace en forme de croissant, de teinte rosée, dépourvu de vaisseaux choroïdiens dans les trois quarts inférieurs. L'anneau pigmenté est interrompu en deux points : l'interne à un seul niveau ; ce dernier se bifurque en bas et correspond à la limite choroïdienne. Du côté nasal, un liséré pigmentaire plus étroit délimite la papille en dedans ; c'est la seule limite visible de ce côté ; il y a confusion de la limite choroïdienne et de la limite sclérale. Il n'existe donc pas d'anneau scléral visible de ce côté (limite sclérale de Liebreich). Du côté temporal, et surtout aux limites supérieure et inférieure de la papille, cet anneau a une largeur considérable. La papille elle-même correspond à une cavité, à un entonnoir inégalement déprimé, dont les parties latérales fuient en certains points, sur les bords de la limite interne de l'anneau scléral, comme dans une excavation glaucomateuse.

La cavité papillaire est subdivisée par trois travées d'aspect tendineux et chatoyant en trois ectasies, dont le reflet varie du gris blanchâtre au gris bleuâtre. Le tissu qui en garnit le fond est légèrement rosé du côté nasal. Les deux cavités internes ou nasales, les plus profondes, sont progressivement excavées du bord scléral, pigmenté de la papille vers le centre. Du côté externe ou maculaire, l'ectasie unique, plus profonde en haut qu'à sa partie inférieure, présente une saillie en avant vers le tiers inférieur.

La papille est excavée en totalité, jusqu'au bord de l'anneau scléral. Cependant la façon dont les vaisseaux centraux franchissent les bords de l'infundibulum est variable. Les points de pénétration des vaisseaux sont fort distants les uns des autres. Tous ces vaisseaux franchissent le rebord de l'excavation en ligne droite ou avec une légère inflexion à concavité antérieure et se dirigent vers un centre fictif, en perdant la netteté de leur contour, et en décrivant un arc en forme de crosse, dont l'extrémité terminale disparait dans le fond même d'une ectasie partielle ou derrière le rebord scléral. D'après la direction que prennent les extrémités terminales des vaisseaux, on peut conclure que leur point de rencontre se trouve non vers le centre du disque optique, mais qu'il est fortement reporté en dedans du côté nasal et sur un plan parallèlement profond. Vers leur point de disparition, les vaisseaux deviennent tout à fait « flou », gagnent les parties profondes de la couche optique et ne peuvent plus être discernés. Des taches grisâtres correspondant à la lame criblée ne sont pas visibles.

Quant aux branches vasculaires, d'ordre secondaire, occupant le secteur inféro-externe de la papille, moins profonde à ce niveau, elles ne forment qu'un léger coude au bord papillaire et disparaissent en suivant les ondulations du terrain, sans affecter la forme de crosse qui caractérise les gros vaisseaux aux points où ils se dérobent.

Enfin, des deux vaisseaux de calibre étroit qui occupent le segment supéro-externe, l'un disparaît brusquement comme le tronc artériel qui est à sa droite ; l'autre, après avoir franchi le bord scléral, le suit dans une certaine longueur à sa partie interne, traversant le tissu transparent de la couche optique, et revient sur ce même bord pour s'y enfoncer presque aussitôt, près du point de confluence des deux vaisseaux choroïdiens et en dedans de l'anneau pigmenté interne.

O. G. L'aspect ophtalmoscopique de la papille gauche est sensiblement différent de celui de la papille droite. Elle semble à première vue constituer une excavation physiologique de la papille. Toutefois la malformation du disque droit, le mode de disparition de certains vaisseaux, les dimensions sensiblement exagérées du disque optique permettent de penser à un colobome du nerf optique.

De ce côté, l'entrée du nerf optique dans l'œil représente un disque qui a le double des dimensions normales. On y distingue trois zones : la première, centrale, formée par l'épanouissement des fibres nerveuses et répondant à une excavation totale ; la deuxième concentrique à la première, correspondant à un anneau scléral de dimensions insolites ; la troisième, un liséré noir marquant la limite de séparation entre la papille et la choroïde ; ce liséré n'existe pas seulement du côté externe, où on le trouve d'ailleurs fréquemment dans les yeux normaux à l'état de croissant ; il fait le tour du disque et est dédoublé du côté nasal.

Dans l'excavation papillaire, il n'existe pas comme à droite, de subdivisions au moyen de travées. La teinte est ici d'un gris blanchâtre, faiblement rosée du côté temporal, d'un gris rosé du côté nasal ; il n'y a pas de lame criblée visible. L'entrée des vaisseaux dans la papille nous montre quelques anomalies. Tandis que le trajet des troncs artériel et veineux qui occupent la partie inférieure de la papille est visible sur toute son étendue, jusque vers le centre (celui de la veine l'est moins), cette remarque n'est applicable qu'à la veine qui occupe la moitié supérieure ; elle est davantage masquée dans l'excavation par les fibres nerveuses ; elle reçoit près de son point d'entrée une veine qui traverse horizontalement la région nasale. Le tronc artériel qui accompagne en haut la veine fuit brusquement derrière le rebord scléral interne, et sa marche dans la zone excavée centrale n'est pas perceptible. Veine inférieure et veine supérieure ne se divisent qu'en dehors de l'anneau choroïdien ; elles gagnent toutes deux un point central. et se laissent poursuivre vers des plans profonds, en devenant de moins en moins distinctes.

La courbure que les vaisseaux affectent, dans la moitié inférieure de la papille, pour gagner le centre, est progressive ; mais, du côté temporal, et en haut, on retrouve, sur les vaisseaux d'ordre secondaire, le coude avec disparition brusque derrière le rebord scléral, particularité sur laquelle Nieden a appelé l'attention dans les colobomes papillaires. Notons encore deux vaisseaux du côté nasal, dont l'un disparaît vers le bas, derrière le croissant pigmenté interne, et dont l'autre, une veine, se dérobe, en haut, dans l'espace compris entre les deux liserés noirs. Quant aux vaisseaux qui se dessinent peu nettement sur l'anneau scléral, il faut les regarder comme étant de nature choroïdienne.

Nous avons dit plus haut que l'aspect de la papille gauche rappelait une excavation physiologique de la papille. Elle en piffère par les dimensions extra normales du disque optique, et par cette circonstance qu'il n'existe pas entre l'anneau scléral (fort grand dans ce cas) et l'excavation centrale, une zone circulaire de tissu nerveux, située dans le plan de la rétine et non refoulée. On peut se représenter anatomiquement la malformation qui nous occupe comme un élargissement ampulliforme de la gaine du nerf optique, vers son point d'insertion sur la coque scléroticale.

De cette façon le foramen opticum´ se trouve considérablement élargi, et l'anneau choroïdien, pigmenté, excentriquement reculé. Par là même, nous voyons que la gaîne du nerf optique a subi également sur une large étendue une distension en forme de sac, surtout dans l'œil droit de notre sujet. Outre que, dans cet œil, la dimension de la cupule est plus considérable et la forme autre, nous observons ici des travées et des subdivisions qui ont été observées dans certains colobomes du plancher, et qui font totalement défaut dans l'œil congénère.

Observation II

(Van Duyse, Contribution à l'étude des colobomes de l'œil, *Archives d'ophtalmologie*, 1896).

Il s'agit d'une femme de 41 ans, décédée à la suite de tuberculose pulmonaire, et présentant deux colobomes congénitaux de l'iris. L'examen ophtalmoscopique ne fut pas fait, et, après énucléation des yeux, on trouva les lésions suivantes :

O. G. : L'œil droit présente un colobome du nerf optique et un colobome chorio-rétinien.

. . . .

La direction du colobome chorio-rétinien n'est pas directement antéro-postérieure, mais légèrement oblique de dedans et dehors. Il mesure 9 millim. dans sa plus grande longueur, d'arrière en avant, et 6 millim. dans sa plus grande largeur. Il est divisé en deux parties à l'union des deux tiers supérieurs avec le tiers inférieur par deux bandelettes ou travées saillantes se détachant de part et d'autre du bord de l'excavation pour marcher obliquement à la rencontre l'une de l'autre.

O. D. : Le colobome du plancher oculaire, sans ectasie sclé-roticale, est considérable d'étendue ; il embrasse la papille et la région maculaire. Sa forme est circulaire. Dans sa partie supérieure, à l'entrée du nerf optique, existe une excavation, semblable à celle qui existe à la même hauteur dans l'œil congénère. Elle est subdivisée en une série de dépressions par des travées d'aspect fibreux et plus brillant que celui, légèrement grisâtre, du tissu qui garnit le fond des fossettes.

. . . .

A l'ophtalmoscope, la couleur du colobome du plancher eût été d'un blanc grisâtre avec des reflets tendineux pour les travées saillantes délimitant les lacunes ou parties plus ou moins excavées, avec des zones grises ou ardoisées, et le liséré noir, charbonneux encadrant les bords du colobome, nettement découpés.

Nous insisterons moins sur la disposition des vaisseaux que les auteurs ont minutieusement décrite. Caspar en a même fait la base d'une classification des colobomes du nerf optique :

1° Colobomes dans lesquels les vaisseaux sortent au bord inférieur de la papille.

2° Colobomes où les vaisseaux émergent du centre de la papille ou près de son bord supérieur.

3° Colobomes où les vaisseaux émergent isolément, mais assez régulièrement groupés autour du centre papillaire.

En réalité, les vaisseaux affectent dans leur répartition et leur origine la plus grande variété. Parfois on voit naître d'un point de l'excavation, souvent voisin de son bord inférieur, un pinceau de deux ou trois vaisseaux qui se dirigent en divergeant vers la périphérie, parfois ces vaisseaux naissent isolément de points différents de l'excavation, plus ou moins voisins de son centre. Enfin, souvent, on voit des vaisseaux émerger du bord du colobome, et gagner ensuite la rétine, sans qu'il soit possible de retrouver leur origine sur le fond de l'excavation. Dans certains cas, bien que naissant isolément les uns des autres, ils sont groupés sur le côté nasal de l'ectasie, paraissant émerger de la région où celle-ci présente son maximum de profondeur ; mais après avoir dépassé le champ du colobome, ils se recourbent pour se diriger vers la région temporale de la rétine.

C'est surtout au niveau des bords de l'excavation colobomateuse que la façon dont se comportent les vaisseaux est intéressante. Les uns font un coude très prononcé sur le rebord du colobome, et ce coude est surtout marqué en général à la partie inférieure, au niveau de la margelle du puits. Et d'autres points, les rameaux vasculaires passent franchement et sans décrire d'inflexion, du colobome sur la rétine environnante, dénotant ainsi l'absence de dépression à ce niveau. L'examen des vaisseaux devient ainsi un moyen précieux de se rendre compte de la profondeur variable de l'excavation sur tout son pourtour. Dans un troisième cas, on peut suivre un vaisseau se dirigeant du fond du colobome vers la périphérie, mais, arrivé là il s'interrompt brusquement et c'est un peu au-dessus ou un peu au-dessous qu'on voit émerger du rebord colobomateux un autre vaisseau dont la direction et le calibre démontrent nettement qu'il n'est que la continuation du premier ;

il est probable que pendant un moment le vaisseau artériel venu de la papille a cheminé sous le rebord de l'excavation, inaccessible à l'examen ophtalmoscopique. Enfin, dans un dernier ordre de faits, les vaisseaux émergent des pourtours de l'excavation, sans qu'on puisse retrouver leur origine au centre du colobome ; dans ces cas, ils ont émergé d'un point très périphérique de la malformation et sont cachés sous le rebord du colobome.

Quant à l'excavation elle-même, elle renferme peu ou pas de vaisseaux propres. C'est tout au plus, si on voit un ou deux ramuscules très fins parcourir le fond du colobome ; le plus souvent, seuls les vaisseaux destinés à la rétine tranchent sur le fond grisâtre de l'excavation.

Excavation physiologique. — L'excavation physiologique de la papille est considérée en général par les auteurs comme une forme atténuée de colobome du nerf optique. D'après Jæger, en effet, elle est le fait d'une implantation vicieuse du nerf et de ses gaines sur la sclérotique, et de l'occlusion imparfaite de la rainure du nerf optique. Quand cette occlusion se fait d'une façon régulière, quand le nerf s'implante normalement sur le globe, l'excavation physiologique n'existe pas, et c'est tout au plus si on constate une légère dépression en entonnoir à l'émergence des vaisseaux centraux. Au contraire, si la fermeture de la rainure se fait mal, ou se fait à une époque plus tardive que d'habitude, il en résulte un élargissement de l'anneau scléral, et parfois une dilatation en ampoule des gaines du nerf ; et on observe dans ces cas une excavation plus ou moins prononcée dont les bords, tantôt seront taillés à pic, tantôt descendront en pente douce vers le centre de la papille. Si de plus le nerf au lieu de s'insérer normalement, s'implante obliquement sur le bulbe, l'excavation ne sera plus centrale, elle sera reportée sur le côté temporal qui présentera un bord abrupt et une dépression beaucoup plus marquée que le coté interne au niveau duquel la surface papillaire tend à regagner le niveau de la rétine avoisinante.

Toutes les formes de transition peuvent exister entre l'excavation de la papille et le véritable colobome. MM. Terrien et Petit (1) ont publié une observation intéressante à cet égard : « Au niveau de la papille, on observe une large et profonde excavation qui paraît formée par le refoulement de la papille en arrière et d'un diamètre un peu supérieur à celui d'une papille normale. Le fond de cette excavation est couleur saumonée, blanchâtre et réfléchit vivement la lumière. Trois ou quatre vaisseaux pâles et minces la traversent. En deux ou trois places, à la périphérie du fond de l'excavation, se trouve un petit semis de pigments noirâtres disparaissant rapidement au plus léger mouvement de la loupe par le déplacement parallactique Cette excavation est surplombée par un bord sur lequel se coudent plusieurs vaisseaux, veines, artères dont le calibre est peu inférieur à la normale.

(1) Terrien et Petit, Excavation énorme congénitale de la papille. *Archives d'ophtalmologie*, 1901.

« Le bord de l'excavation est circonscrit par un anneau circulaire d'un tiers du diamètre papillaire de largeur, présentant les caractères de l'atrophie choroïdienne. Cet anneau est entouré de nombreux foyers pigmentaires épais et noirâtres et par une zone circulaire de même largeur à peu près, caractérisée par des plaques blanc jaunâtre, entremêlées de pigment. Cette zone se perd insensiblement dans la région avoisinante. Le reste du fond de l'œil est d'apparence normale, sauf un point douteux, un peu pigmenté à la partie inférieure. »

Il s'agit par conséquent d'une excavation très prononcée de la papille, s'accompagnant d'atrophie choroïdienne et de foyers de chorio-rétinite péripapillaire.

Croissant inférieur de la papille. — Les croissants sous-papillaires décrits par Fuchs (2), ne seraient aussi pour cet auteur qu'une ébauche de colobome du nerf optique résultant d'une occlusion tardive de la rainure fœtale du nerf optique. Ce croissant, qui dans un tiers des cas, est unilatéral, embrasse la moitié inférieure de la papille en se perdant en dedans et en dehors dans l'anneau sclérotical, comme un élargissement de cet anneau. La teinte de cette empreinte falciforme est en général uniformément blanchâtre, quelquefois jaunâtre, mais rarement bleuâtre. Sa largeur est très variable, et mesure ordinairement un quart ou la moitié du diamètre papillaire. Son bord inférieur tranche nettement sur le fond de l'œil ; souvent il existe à ce niveau un rebord

(2) Fuchs, *Archiv. fur Ophtalm.* t. XXVIII p. 137.

pigmentaire. Son bord supérieur est souvent presque rectiligne, de sorte que la papille ne forme pas un ovale régulier. Le croissant lui-même, d'après Fuchs, est ordinairement non pigmenté ; la présence du pigment sur son étendue est la grande exception.

A mesure que le croissant atteint une plus grande largeur, on peut voir, à l'examen, à l'image droite, que ce croissant montre une incurvation de sa surface, ce dont on se rend assez difficilement compte en l'absence de fins vaisseaux dépassant le croissant, mais on reconnaît aisément que le bord papillaire du croissant fait arête avec la papille. Les vaisseaux forment là un coude plus ou moins accusé en passant du bord supérieur du croissant dans le champ papillaire.

De plus, les vaisseaux présentent une distribution irrégulière. Les gros vaisseaux après leur émergence semblent tous se diriger plus ou moins en dedans comme s'ils étaient destinés à la moitié interne de la rétine (disposition vasculaire intervertie de Fuchs) ; mais il est à remarquer que la répartition sur la rétine est pourtant régulière, parce que sur le bord même de la papille ou près de ce bord, les vaisseaux forment un coude sensible pour reprendre leur direction normale. Il se passe pour la papille l'inverse de ce qui s'observe pour la distribution des vaisseaux qui normalement forment un coude déjà sur la papille pour circonscrire par leur parcours la macula.

La réfraction des yeux atteints de croissant inférieur est ordinairement myope ou myope astimate. D'ailleurs il n'y a pas de rapport entre le degré de myopie et l'étendue du croissant. De très faibles myopies concordent avec de très larges croissants, et inversement, et même la myopie peut être différente sur les deux yeux avec égalité de largeur du croissant. L'acuité visuelle est en général réduite et ne dépasse guère un tiers ou un quart, même quand la réfraction ne s'écarte que peu de l'état normal. Ce qui frappe chez ces myopes à acuité visuelle réduite, c'est qu'ils ne distinguent même pas très bien de près. Fuchs pense qu'il s'agit ici d'une sorte de torpeur rétinienne ; de Wecker attribue le fait à un astigmatisme irrégulier et non correctible, dépendant d'une asymétrie de surface de la région péri-papillaire et périmaculaire.

Ainsi donc, l'anomalie décrite par Fuchs ne serait qu'une sorte de transition vers le colobome véritable du nerf optique et du plancher. Quant aux demi-lunes atrophiques congénitales qu'on trouve dans la myopie héréditaire, et qui sont situées sur le côté temporal de la papille, Fuchs ne croit pas qu'il s'agisse dans ces cas d'une lésion congénitale assimilable aux colobomes. Schnabel (1) au contraire, s'est fait le défenseur de l'opinion d'après laquelle ces croissants congénitaux temporaux des yeux myopes seraient des faits analogues à l'occlusion incomplète de la fente fœtale. Il est bien certain que les observations de Nuel, Nuel et Leplat, de de Wecker sont des arguments en faveur de cette dernière opinion. Nuel se range à l'avis de Schnabel ; il estime que le croissant atrophique congénital est un rudiment

(1) Schnabel, *Archiv. fur ophtalm.*, t. fasc. 2. p. 43.

de colobome temporal du nerf optique, et il considère cette malformation comme une prédisposition à la myopie, le croissant atrophique pouvant s'accroître plus tard sous l'influence de la pression intra-oculaire à laquelle les membranes oculaires distendues en ce point offriront moins de résistance.

Symptômes fonctionnels.

Les yeux atteints de croissant sous-papillaire sont, en général, nous venons de le voir, des yeux myopes. Sur 75 cas de coni en bas rapportés dans la statistique de Vossius, les vices de réfraction se répartissent de la façon suivante :

Myopie	28
Hypermétropie	7
Emmétropie	1
Astigmatisme myopique	25
— hypermétropique	19
— mixte	3

Il en est de même de ce qu'on observe dans les véritables colobomes du nerf, avec coexistence ou non de colobomes du plancher, et ce fait est d'autant plus remarquable qu'il s'agit en général d'yeux microphtalmes, chez lesquels on pourrait penser tout d'abord à l'hypermétropie. Ici, c'est surtout l'astigmatisme myopique qu'on rencontre, astigmatisme dû probablement en partie à l'inégalité de courbure des méridiens de la cornée, mais en partie aussi aux différences de niveau de la surface rétinienne.

Quand le colobome du disque optique s'accompagne d'un colobome de la choroïde, l'examen du champ visuel pourrait donner des renseignements importants au sujet de l'existence ou du défaut d'éléments rétiniens au niveau de la lésion. Mais l'acuité visuelle est le plus souvent trop réduite pour que cette recherche soit possible.

Outre la microphtalmie, les yeux porteurs de colobomes du nerf optique et du plancher sont susceptibles de présenter des lésions diverses ; colobomes de l'iris, colobomes maculaires, cataractes congénitales, altérations de chorio-rétinite. Nous verrons l'importance de ces faits au point de vue de la pathogénie.

CHAPITRE IV

Anatomie pathologique

Manz (1) a examiné anatomiquement un colobome du nerf optique chez l'homme, et un autre chez le lapin. Dans le premier, on apercevait à l'ophtalmosope un disque optique plus ou moins arrondi, présentant des profondeurs variables avec des vaisseaux émergeant à pic de la périphérie. Le sujet étant mort à 22 ans, l'œil recueilli paraissait normal à l'extérieur, sauf une proéminence au-dessous de l'entrée du nerf optique. Le disque, large de 4 mm. sur 5 mm. de hauteur, était excavé, avec un bord à pic en bas et sur les côtés. En haut, un pli épais s'étendait en éventail dans la rétine. Sur les coupes antéro-postérieures, on constatait que le nerf optique ne siégeait que dans la partie supérieure du colobome, et rejoignait la sclérotique en haut de façon normale ; mais en bas, il y avait un large espace entre lui et le bord marginal ; le trou scléral mesurait 5 mm. et le nerf 2 mm. seulement. La portion inférieure du tronc optique était comblée par un tissu aréolaire, kystique,

(1) Manz, *Archiv. für Augenh.* XXIII, p. 1, 1891.

occupant un plan postérieur à la surface sclérale. Ce tissu se rendait, en côtoyant la corde optique, dans la rétine, la sclérotique proéminant au-dessus du colobome. Très peu de fibres du nerf optique passaient au devant du colobome pour se rendre en bas dans la rétine. La plupart se dirigeaient en haut. Les vaisseaux centraux ne couraient pas dans le nerf, mais au-dessous, dans sa gaine, en allant perforer le plancher du colobome. Manz fait remarquer que, dans ce cas, la position des vaisseaux est intéressante à considérer pour la genèse de la malformation. La fissure optique peut se fermer sans avoir englobé les vaisseaux, mais non sans montrer des vestiges de cette fermeture anormale. Ici, la gaine durale, plus épaisse près de son insertion, notamment en dessous, se confond avec le tissu connectif de l'angle formé par le nerf et la sclérotique ; il forme le plancher du colobome de la gaine du nerf, non du nerf lui-même. Nous reviendrons plus loin sur ce point particulier.

Sur le nerf colobomateux du lapin examiné par Manz, il existait un cordage en tête de massue se prolongeant dans le vitré jusque près du cristallin. Cet appendice était pourvu de vacuoles et d'un filament cylindrique au centre, le tout d'origine mésodermique. C'est là une lésion analogue à celles notées par Hess et par Bach comme nous le verrons au moment où nous discuterons la pathogénie des colobomes.

Depuis lors, nous devons à Van Duyse un certain nombre d'examens anatomiques de bulbes oculaires colobomateux. Cet auteur a, de plus, publié en 1898 dans les *Archives d'ophtalmologie* les observations de treize bulbes cyclopéens, et sur ces treize bulbes, la plupart présentaient des lésions colobomateuses, allant depuis le colobome chorio-rétinien du plancher jusqu'au colobome du nerf optique et au volumineux kyste colobomateux sous-oculaire. L'examen de ces diverses pièces a montré à cet auteur que, dans le cas de colobome du nerf optique, l'agrandissement du disque papillaire est dû à ce que l'épithélium pigmenté de la rétine et la choroïde restent distants du tissu scléral, tant sur les côtés qu'au-dessous de cette ouverture. Quant à l'ectasie, elle forme au-dessous du nerf une poche a la formation de laquelle viennent contribuer, d'une part le retrait du tissu du colobome, d'autre part la terminaison brusque de la choroïde vers ses limites spécialement au-dessous de la papille, et la réduction apportée à l'épaisseur de la rétine. Cette ectasie est parfois extrêmement prononcée, et alors le nerf peut être dirigé de haut en bas, refoulé qu'il est par la poche invaginée au-dessous de lui ; derrière elle, il reprend son trajet horizontal.

Dans le domaine du colobome, l'examen du plancher oculaire à ce niveau est très intéressant, car il montre que contrairement à ce qu'on pourrait supposer, on y trouve très souvent des éléments rétiniens ; rétine imparfaitement développée ou très modifiée, et dont il ne reste qu'une ou deux couches du feuillet interne, dont les éléments sensoriels ont le plus souvent disparu, mais qui n'en subsistent pas moins ; l'épithélium pigmenté et la choroïde font défaut, et ce qui reste de la rétine tapisse la sclérotique amincie et distendue à ce niveau. A son pourtour inférieur, le nerf optique peut être entouré par un tissu conjonctif dense, à faisceaux entrecroisés formant un bourrelet à ce niveau. La rétine est alors soulevée sur le bord du colobome par une saillie des lames internes de la sclérotique, plus ou moins chargées de cellules pigmentées. Comme l'épithélium pigmenté ne s'avance pas sur ce rebord, cette disposition donne à l'ophtalmoscope la constatation d'un rebord blanc ou blanc grisâtre, d'une margelle d'une certaine largeur bordant le colobome.

L'examen suivant de Van Duyse (1) d'un œil droit colobomateux renseigne bien sur la disposition anatomique au niveau de l'excavation :

Sur une coupe horizontale du nerf optique passant immédiatement au-dessous des vaisseaux centraux, on voit que des espaces œdémateux entourent la coupe de ces vaisseaux et les feuillets de la gaine piale cloisonnant les tractus de fibres optiques.

Les espaces vaginaux sont larges. Beaucoup de fibres de la gaine arachnoïdale sont hyalines. La lame criblée est formée par des émanations des lames moyennes de la sclérotique.

Tandis que les fibres optiques et les autres parties constituantes étaient normales dans la moitié supérieure du bulbe, nous les trouvons modifiées à mesure que les coupes descendent dans l'expansion optique. Dans les

(1) Van Duyse, Contribution à l'étude des colobomes de l'œil, *Archives d'ophtalmologie*, 1896.

premières coupes diapapillaires, on les voit traverser la lame criblée ; dans les dernières, la lame criblée ne leur donne plus passage. Il y a là comme une barrière fibreuse. L'examen des coupes successives établit que la rétine contournant le territoire du colobome, reçoit les fibres des parties supérieures de la papille ; elles paraissent contourner le colobome.

Au niveau de la coupe, passant immédiatement au-dessous des vaisseaux centraux, la papille n'est constituée que par des fibres très obliquement coupées, et à son pourtour la rétine est représentée par la limitante interne, les fibres optiques probablement atrophiques et un tissu conjonctif spongieux contenant des vaisseaux scléreux. Toutefois entre les bords opposés du colobome reconnaissables à droite et à gauche au liséré pigmenté de l'épithélium rétinien, on reconnaît encore la couche moléculaire interne et une couche de granulations clairsemées dans le stroma œdémateux. De plus, une limitante externe représentée par du tissu fibrillaire tassé, est adossée à une suprachoroïde privée de pigment.

Ainsi dans toute l'étendue du colobome, il n'existe ni épithélium rétinien, ni choroïde proprement dite. La rétine se réduit aux couches internes modifiées : limitante interne, vaisseaux scléreux, gangue connective œdémateuse.

Du côté nasal le bord du colobome est constitué par un stroma choroïdien surélevé, scléreux, avec amas pigmentaires, l'épithélium pigmentaire de la rétine étant resté adjacent : choroïde et épithélium finissent brusquement en éperon. La rétine possède, en dehors du territoire colobomateux, toutes ses couches.

Du côté temporal, la sclérotique montre une disposition spéciale de ses faisceaux : entre ses couches internes, finissant en coin au niveau de la papille et ses couches externes, existe une cavité kystique. Dans la série des coupes situées plus bas, la couche sclérale séparant la cavité kystique de la rétine s'amincit progressivement, de sorte qu'à un moment donné, la rétine modifiée passe seule au-devant de cette cavité.

En ce qui concerne le bord du colobome, les choses se passent du côté temporal comme du côté nasal. On note du côté temporal : épaississement de la choroïde avec vaisseaux scléreux, disparition de l'épithélium rétinien, disparition des cônes et des bâtonnets ainsi que des grains externes, œdème de la couche des grains internes et de la granuleuse interne.

Sur une coupe située au-dessous de la précédente, on voit une légère dépression de l'enveloppe sclérale, où le nombre des cavités kystiques augmente. Il y a là une série de cavités sur lesquelles la rétine est tendue, mais elle est fort réduite, ne présente plus que des fibres connectives et des vaisseaux scléreux. Sa limitante interne est toujours présente. Ces cavités, au nombre de quatre ou cinq, répondent à des concavités fournies par des travées saillantes et espacées des lames sclérales internes, et que la rétine sous-tend à la façon d'une corde se continuant par plusieurs arcs.

Ces petites cavités kystiques situées dans la sclérotique qui tapissent le fond du colobome sont également signalées dans un examen anatomique de Goerlitz. (*Archiv. für Augenh.*, 1897).

La distribution vasculaire qui constitue pour quelques auteurs la caractéristique du colobome du nerf ou de la gaine du nerf optique se présente, comme Caspar l'a indiqué, sous trois formes (1) :

1° Le disque optique opère un retrait marqué en arrière dans la partie inférieure. De cette partie, la plus profonde, naissent les vaisseaux irrégulièrement distribués, et se répandant, les inférieurs, avec un coude dans la partie inférieure de la rétine, les supérieurs remontant sur le disque : tantôt, si on consulte les images ophtalmoscopiques, ces derniers paraissent sortir de la même excavation, tantôt les vaisseaux supérieurs naissent plus haut sur le disque même, et plus ou moins rapprochés.

2° Les vaisseaux viennent du milieu ou plus près du bord supérieur du colobome.

3° Les vaisseaux surgissent déjà, divisés de la périphérie du pseudo-disque faiblement excavé ou de l'expansion en entonnoir ou en ampoule du nerf optique. C'est là la disposition la plus rare.

Le petit nombre d'examens anatomiques qui ont été faits jusqu'ici soit de colobomes du nerf optique, soit de colobomes du plancher oculaire combinés avec lui, ne peuvent encore faire saisir exactement les rapports qui existent entre l'image ophtalmoscopique et la distribution anatomique réelle des vaisseaux centraux.

(1) Van Duyse, L'anatomie du colobome dit « de la gaine du nerf optique », *Bulletins de la Société belge d'ophtalmologie*, novembre 1897.

Cependant, dans certains cas, la marche des vaisseaux dans le nerf optique peut indiquer comment le pédoncule primitif s'est comporté vis-à-vis du bourgeon mésoblastique qui, dans le cours du développement, servait de soutien aux futurs vaisseaux centraux : si le pédoncule reste ouvert, si les deux lèvres de la gouttière ne se rejoignent pas, les vaisseaux, non inclus dans le tronc nerveux, siègent à la partie inférieure de l'excavation sous-papillaire, dans la région déclive de la gaine du nerf, et les éléments nerveux sont rejetés à la partie supérieure. C'est le cas de l'observation de Manz, citée ci-dessus, qui nous montre les vaisseaux sortant au niveau de la circonférence inférieure du colobome; les branches inférieures traversent la partie toute déclive de l'excavation pour former immédiatement un coude très prononcé sur le rebord scléral, tandis que les supérieures remontent, traversant le disque colobomateux. Cette image répond à la première modalité décrite par Caspar. Cette même disposition s'observe encore sur un des cas étudiés par Van Duyse (*Archives d'ophtalmologie*, 1896), où la plupart des vaisseaux surgissent au bord inférieur de l'excavation pour se répandre en bas et sur les côtés. Dans ces cas, les vaisseaux centraux ne sont pas inclus dans le tronc nerveux : la gouttière optique ne s'est pas fermée, et avec Manz, nous dirons qu'il s'agit là d'un véritable colobome du nerf.

Une observation de Van Duyse (*Annales d'oculistique*, 1884), paraît répondre à une disposition des vaisseaux dont le point d'émergence se rapproche du bord supérieur du disque colobomateux ; la papille est entraînée en arrière, bascule autour du sommet du trou scléral d'avant en arrière. Les vaisseaux supérieurs, les plus nombreux, naissent de la partie antérieure de cette rétine déplacée ; les inférieurs, plongeant dans une excavation sacciforme étalée en largeur et qui se trouve sous la papille, n'apparaissent que sur le bord inférieur de celle-ci. En 1897, Gœrlitz a publié une observation qu'il intitule : Examen anatomique d'un soi-disant colobome du nerf optique (1). C'est l'examen microscopique d'un œil dans lequel on avait diagnostiqué, pendant la vie, un colobome du nerf optique. En effet, l'augmentation du diamètre papillaire, presque au triple du diamètre normal, la distribution des vaisseaux et l'excavation considérable de la moitié inférieure de la papille, tout semblait justifier ce diagnostic. Ce n'est qu'à l'examen microscopique qu'on put se convaincre qu'il s'agissait en réalité d'un colobome circonscrit de la choroïde, situé immédiatement au-dessous du nerf optique qui, lui, ne présentait que des anomalies absolument insignifiantes. A l'endroit du colobome, il y avait une ectasie de la sclérotique avec formation de petites cavités kystiques. Les fibres nerveuses du nerf optique passaient par l'ectasie en question, quoique d'une façon un peu irrégulière ; à ce niveau, il se trouvait quelques éléments rétiniens appartenant au feuillet interne de la rétine, mais l'épithélium pigmentaire faisait défaut. Quant à la distribution anatomique des vaisseaux dans le nerf optique, elle était presque normale ; ils pénétraient

(1) Gœrlitz, Examen anatomique d'un soi-disant colobome du nerf optique. *Archiv. für Augenh.*, t. xxxv, 1897.

dans l'axe du nerf, émergeaient au centre de la région papillaire et se divisaient au devant de la lame criblée.

Dans ces cas, on voit que les vaisseaux centraux ont pénétré dans le tronc optique, courent dans l'axe du nerf, et se distribuent en arrivant au centre de son extrémité antérieure, comme dans un œil normal. Le nerf est complet ici, la malformation siège dans la gaine, il n'y a pas d'hiatus correspondant à une gouttière restée ouverte, les fibres optiques occupent leur place; il n'y a qu'un tissu irrégulièrement disposé, occupant la région située immédiatement au-dessous du disque papillaire, et dans une telle malformation, on ne peut parler que de colobome de la gaine. Le territoire correspondant à ce colobome est d'autant plus étendu que le feuillet pigmenté de la rétine et le stroma vasculaire de la choroïde sont plus distants de la papille optique.

C'est en raison de ce qui précède que, d'après Macrocki, les observations de colobome du nerf optique, publiées jusqu'ici, ne méritent pas toutes cette appellation. Dans beaucoup de cas, il s'agirait seulement d'un colobome chorio-rétinien sous-papillaire, dans la genèse duquel le nerf optique ne serait pas en cause.

Macrocki admet trois groupes de colobomes du nerf :

1° Absence de fermeture de la gouttière; les parois latérales restent largement écartées ;

2° Les parois latérales existent, mais une excavation va du bord au point central de la papille;

3° L'excavation physiologique est agrandie et approfondie au-delà de la normale.

De même, Bock (1) exprime l'opinion que plus d'un colobome du nerf optique décrit sous cette dénomination lui semble répondre davantage à un colobome de la choroïde et de la rétine, bien que sa position et ses rapports permettent de le compter au nombre des malformations du nerf optique. De même encore, pour Falchi, au point de vue anatomique, le conus circulaire, dans le colobome optique, dépend de l'écart qui existe entre les gaines piale et durale du nerf ; il persiste entre ces deux gaines un espace comblé par un tissu conjonctif et qui constitue le colobome ; l'image ophtalmoscopique, dans ce cas n'est que l'expression optique de la sclérotique, et de l'espace existant entre la gaine piale et le point où l'épithélium pigmentaire s'interrompt brusquement.

Elschnig (2) admet que le colobome du nerf optique peut avoir les orientations les plus diverses et siéger dans une direction tout autre que celle de la fente fœtale. Pour cet auteur, il n'est pas nécessaire d'admettre une non-fermeture de la fente oculaire ; il estime que, dans ces cas, après formation de la vésicule oculaire secondaire, il se produit contre le nerf optique, une évagination anormale de la rétine (de ses deux feuillets) vers la profondeur, et que cette évagination a provoqué à ce niveau un développement défectueux de la sclérotique et de la choroïde. Plus tard, ces deux membranes

(1) Bock, *Die angeborne Colobome des Augapfels*. Wien, 1893.

(2) Elschnig. Le colobome de l'entrée du nerf optique dans l'œil et la demi-lune atrophique située en bas. *Archives d'ophtalmologie de de Graefe*. Tome LI. Fasc. 2 et 3.

ont cédé à la pression intra-oculaire, à l'endroit affaibli ; la partie blanche du fond oculaire s'est plus ou moins ectasiée. Quand l'anomalie siège en bas, l'évagination s'est faite au niveau de la fente, *locus minoris resistentiæ* ; mais elle peut se faire en un autre point quelconque du pourtour du nerf.

Enfin Van Duyse s'exprime ainsi à ce sujet : « Il est à remarquer qu'au niveau des kystes colobomateux formés par la sclérotique et la gaine externe du nerf, nous ne retrouvons sous la papille dont la partie inférieure bascule en arrière, ni la choroïde, ni le feuillet pigmenté de la rétine, de sorte que nous pouvons affirmer que plus d'un colobome du nerf optique ou de la gaine du nerf optique répond davantage à un colobome complet de la choroïde et souvent à un colobome partiel de la rétine (lame externe absente, lame interne peu développée, étirée, atrophiée.) »

CHAPITRE V

Pathogénie

Théorie de l'inocclusion de la fente fœtale. — Depuis Von Ammon, on a considéré les colobomes de la choroïde et du nerf optique comme le résultat d'une fermeture incomplète de la fente embryonnaire. D'après cette théorie, un trouble surviendrait dans l'occlusion de la fente fœtale ; au niveau du point où les deux lèvres ne s'accolent pas, les éléments rétiniens et l'épithélium pigmentaire font défaut, et la choroïde elle-même ne se développe pas ou se développe imparfaitement. Dans certains cas, les deux feuillets de la vésicule oculaire secondaire se comporteraient différemment, les deux lèvres du feuillet interne ou distal, celui qui doit former les couches internes de la rétine se rejoignant au niveau de la fente embryonnaire, tandis que l'occlusion ne se ferait pas au niveau du feuillet externe ou proximal, celui qui doit former l'épithélium pigmentaire. Ainsi se trouveraient expliqués les faits où des éléments rétiniens tapissent le fond du colobome. Dans ces cas le colobome serait donc limité au feuillet externe de la rétine et à la choroïde.

Quant aux mécanisme de cet arrêt de développement survenu dans l'évolution de la vésicule oculaire, il est très obscur et diversement interprété. Pour Manz, on pourrait incriminer l'invagination des lames céphaliques dans la cavité de la vésicule secondaire par refoulement de la paroi de celle-ci ; pour que la fente se ferme il faut que toute communication s'interrompe entre le rudiment de corps vitré et la portion adjacente des lames céphaliques. Si le pédicule ne se résorbe pas ou se résorbe mal, l'occlusion se fera difficilement.

Hess a examiné au microscope six globes microphtalmiques. Dans l'un des six cas, il s'agissait d'une microphtalmie pure ; dans quatre des cinq autres yeux, l'auteur constatait un colobome inférieur de l'iris avec ou sans colobome chorio-rétinien ; dans le cinquième, il existait une irididémie totale sans colobome. Dans tous ces cas, il existait une chose que l'auteur regarde comme la cause principale des anomalies observées et de bien d'autres, c'est la persistance de la corde du mésorderme, qui s'enfonce normalement par la fente inférieure du bourgeon oculaire secondaire, pour former le corps vitré et la cristalloïde. Ladite corde prenait son origine de la sclérotique au-dessous du nerf optique, plus ou moins éloignée de celui-ci, et passait à l'intérieur de l'œil pour se rendre à la cristalloïde, et s'enfoncer alors dans la partie antérieure de la sclérotique (jusqu'au bord scléro-cornéen). La corde était formée de fibres longitudinales de tissu connectif, pleines de noyaux et disposées très régulièrement. Au milieu d'elles étaient des vaisseaux, assez volumineux en général : les vaisseaux hyaloïdiens.

La corde n'était pas toujours aussi développée que nous venons de le dire, mais on pouvait la poursuivre plus ou moins loin dans le tissu même de la sclérotique. Hess croit que cette corde empêche la clôture de la fente inférieure du bourgeon oculaire secondaire, de sorte que le colobome de la choroïde et de la rétine, plus ou moins étendu, persiste toujours. L'auteur d'ailleurs ne prétend pas que cette théorie soit valable pour tous les cas de microphtalmie, mais seulement pour quelques-uns.

De même Bach a eu l'occasion d'examiner les yeux d'un fœtus de lapin atteints tous deux de colobome (1). Il a constaté dans les deux yeux, une corde de tissu conjonctif s'étendant du nerf optique jusqu'au cristallin où elle s'étalait sous forme d'éventail. Il n'y avait pas trace de tissu du corps vitré. L'auteur s'associe pleinement à la théorie de la genèse des colobomes émise par Hess, à savoir que l'origine du colobome est à rechercher dans l'absence de transformation en tissu normal du corps vitré, du bourgeon mésodermal invaginé dans l'œil.

Van Duyse se rattache à une théorie déjà émise par Kundrat, et qui ferait jouer le rôle principal à l'angustie du capuchon amniotique, lequel, ne suivant pas le cerveau et le globe oculaire dans leur accroissement, met-

(1) Bach, Contribution anatomique concernant la genèse des colobomes congénitaux du bulbe oculaire. *Archiv. für Augenh.* 1896.

trait obstacle à leur développement. Cette proposition a besoin d'être développée.

Pour Van Duyse, l'anophtalmie, la cyclopie, la microphtalmie, les colobomes du plancher, les kystes colobomateux, ne seraient que des degrés successifs d'une même malformation, dont l'origine commune serait un trouble survenu dans l'évolution du cerveau primitif. Examinant l'appareil oculaire de treize cyclopes, cet auteur a constaté l'existence des colobomes à tous les degrés, depuis le colobome de la gaine du nerf optique jusqu'au colobome chorio-rétinien du plancher et au kyste colobomateux. On sait d'autre part que, d'après les auteurs, dans la cyclopie, il y a toujours deux yeux plus ou moins fusionnés, comprenant une sclérotique, une cornée double, unifiée, un iris avec deux pupilles, un cristallin double, une choroïde, un corps vitré, une rétine simple ou cloisonnée ; deux orbites réunis plus ou moins complètement en un seul ; deux et même quatre paupières. D'après cette donnée, la définition de la cyclopie serait : la réunion plus ou moins complète des deux yeux en un seul dans un orbite unique et médian, et on admet avec Dareste que « la soudure des capsules optiques se produit toujours au niveau de la fente fœtale. » Or, Kundrat, puis Van Duyse ont trouvé qu'il existe en même temps des troubles de développement du cerveau, accompagnés ou non d'hydrocéphalie. Bien plus, dans la microphtalmie simple, l'existence de lésions cérébrales serait fréquente. Même dans les cas où le cerveau antérieur arrive à son développement normal, le cerveau intermédiaire peut être atteint d'anomalie congénitale et produire la microphtalmie. Les nerfs optiques étant une dépendance du cerveau intermédiaire, et la vésicule optique primitive n'étant qu'un prolongement du troisième ventricule, on conçoit que les troubles atteignant cette partie du névraxe peuvent entraver l'évolution du globe oculaire. Pour Kundrat, l'anomalie cérébrale, souvent l'hydrocéphalie, pourraient déterminer trois lésions possibles dans le domaine de la fente fœtale : 1° le colobome simple ; 2° le colobome ectasique ; 3° le kyste colobomateux.

1° Dans le colobome, il y a fermeture anormale de la fente fatale pour les couches internes, rétine et choroïde; il y a fermeture normale pour la sclérotique.

2° Dans le colobome ectasique, la sclérotique n'atteint pas son épaisseur, sa densité normale, et le plancher oculaire se distend jusqu'à former un kyste.

3° Le kyste colobomateux pourrait non seulement résulter du refoulement du plancher oculaire au niveau de la fente fœtale, mais se développer encore par un autre processus : nous voulons parler ici des kystes tapissés par une rétine invertie, c'est-à-dire retournée et dont la face externe répond à la cavité du kyste. Pour Van Duyse (1), cette malformation serait due à une évagination localisée de la paroi distale de la vésicule oculaire primitive sous l'influence le plus souvent d'une augmentation de pression du liquide ventriculaire.

(1) Van Duyse, Kyste colobomateux rétro-palpébral, *Archives d'ophtalmologie*, 1900.

M. de Lapersonne donne une explication différente (1): pour lui, le feuillet interne de la vésicule oculaire secondaire s'est détaché secondairement et a formé des circonvolutions nombreuses remplissant la cavité oculaire. Un de ces plis, situé en face de la fente oculaire, largement ouverte, a été repoussé, peut-être par un liquide analogue à celui de certains kystes rétiniens; dès lors cette partie de la rétine a pu se retourner en doigt de gant et s'est étalée dans le tissu cellulaire de l'orbite.

Les lésions cérébrales invoquées par Kondrat et par van Duyse, dans les cas de cyclopie, de colobome du plancher et de microphtalmie, pourraient exister à des degrés très divers. Dans l'observation de Van Duyse (kyste colobomateux rétro-palpébral, *Archives d'ophtalmologie*, 1900), cet auteur a trouvé une hydrocéphalie interne et externe très marquée, avec des ventricules dilatés; le cerveau antérieur formant les hémisphères cérébraux ne recouvrait pas le cerveau moyen, et celui-ci était presque à découvert et incomplètement développé; les circonvolutions cérébrales étaient mal dessinées, et les sillons plus ou moins effacés. Chez les yeux de cyclope que ce même auteur a examinés (2), il trouve, dans la plupart des cas, une hydrocéphalie à la fois interne et externe. Quant aux centres nerveux eux-mêmes, les lésions étaient variables suivant les sujets et chez l'un d'eux en particulier, revêtaient l'aspect suivant:

(1) De Lapersonne, Sur un cas de microphtalmie double avec kystes orbitaires. *Archives d'ophtalmologie*, 1891.

(2) Van Duyse, Pathogénie de la cyclopie, *Archives d'ophtalmologie*, 1898.

« Les modifications les plus prononcées se sont produites aux parties qui naissent de la vésicule cérébrale antérieure, situées devant les pédoncules cérébraux. Le lobe frontal, donnée constante, ne s'est pas divisé, et la scissure inter-hémisphérique n'existe pas. Les hémisphères cérébraux se sont incomplètement développés : point de circonvolutions à leur surface. La scissure de Sylvius est indiquée, de sorte que les lobes, temporal et pariétal, sont dessinés.

« Le segment occipital est rudimentaire. Les hémisphères non divisés et procédant de la vésicule cérébrale antérieure ne se sont pas suffisamment portés en arrière pour recouvrir la totalité du cerveau intermédiaire. Les cavités latérales correspondant aux hémisphères cérébraux ne se sont pas formées ; la cavité primitivement unique du cerveau antérieur ne s'est pas subdivisée. Les couches optiques ont conflué ; le cerveau intermédiaire qui les forme n'est pas recouvert en arrière par la substance des hémisphères. Il n'existe ici ni corps calleux, ni trigone, ni corps strié.

« La face inférieure des couches optiques forme la base du cerveau. En avant de leur masse sort le tronc unique du nerf optique. »

L'observation suivante de Dor plaiderait en faveur de la théorie de Van Duyse :

Colobome maculaire des deux yeux chez un enfant microcéphale (1).

Il s'agit d'une petite fille âgée de 16 mois, de père et mère en parfaite santé, et qui a deux sœurs plus âgées très bien conformées. Les parents n'ont entre eux aucun rapport de consanguinité.

L'enfant, assez grande pour son âge, a le corps bien conformé ; toutefois, elle ne marche pas, et ne peut pas même se tenir sur ses jambes. La face ne présente rien de bien particulier, sauf un léger strabisme divergent et le fait de l'absence complète des dents. Mais la partie occipitale du crâne est complètement atrophiée, comme si on avait enlevé avec un rabot tout ce qui serait en arrière d'une ligne allant des lignes courbes occipitales supérieures au sommet de la tête. La tête présente ainsi en arrière l'aspect d'un pain de sucre et l'ensemble est le type d'un crâne microcéphale et scaphocéphale.

Les fontanelles sont complètement ossifiées et le développement des cheveux est normal.

L'enfant n'a pas l'expression idiote habituelle des microcéphales ; elle entend bien, mais la vue est très mauvaise ; elle suit la lumière, voit des grande masses brillantes ou vivement colorées, mais ne peut saisir aucun objet de faibles dimensions.

Elle sait très bien par des cris inarticulés demander à boire ou à manger.

L'examen extérieur des yeux ne présente, sauf la divergence de l'œil gauche, aucune anomalie. L'iris est bleu, les pupilles rondes assez larges, réagissent très faiblement à la lumière. L'examen ophtalmoscopique est très difficile, car l'enfant pleure dès qu'on veut l'examiner et ne se tient pas tranquille.

(1) Dor. *Revue d'ophtalmologie*, 1888.

J'ai pu toutefois voir très nettement le fond de l'œil. Le nerf optique présente une coloration grisâtre foncé légèrement mêlée de rouge : tout autour est une large zone blanche que je ne puis interpréter que comme un colobome de la gaine du nerf ; au dessus et en dedans sont plusieurs plaques d'atrophie choroïdienne limitée, çà et là par des taches pigmentaires noires ; la coloration de ces taches est jaunâtre. En bas et en dehors du nerf optique, à la distance d'environ deux disques papillaires, se trouve un large colobome de la choroïde nettement limité, parfaitement blanc et dans lequel on aperçoit quelques petits vaisseaux de la sclérotique. Vu l'indocilité de la petite malade, il m'est impossible de constater si la portion correspondant au colobome présente une excavation.

Les deux yeux présentent des altérations semblables et absolument symétriques. Cette symétrie des colobomes, et le fait de l'absence de vaisseaux rétiniens à la place du colobome me font admettre qu'il s'agit ici d'un colobome maculaire ; seulement les deux yeux n'auraient pas complètement exécuté leur torsion physiologique. Je crois, en outre, que les plaques d'atrophie choroïdienne de la partie supérieure doivent être rattachées au même arrêt de développement et doivent être considérées comme des colobomes ébauchés ; ce qui m'engage à exprimer cette opinion, c'est leur position symétrique dans les deux yeux, sur une même ligne que le colobome de la gaine du nerf et le colobome maculaire. On sait qu'aujourd'hui, les ophtalmologistes ne sont pas d'accord sur la nature du colobome, les uns y voyant un arrêt de développement et les rattachant à la fente fœtale, les autres admettant une choroïdite de la vie fœtale. La coïncidence des lésions oculaires avec la microcéphalie et la synostose précoce des os du crâne parlent selon moi absolument en faveur de la première opinion.

En somme, d'après Van Duyse, la filiation des accidents serait la suivante : angustie du capuchon amniotique, pesée directe sur l'œil en voie de formation, ou plus souvent entrave mise au développement du cerveau intermédiaire avec retentissement consécutif sur le globe oculaire en voie de formation. Quant à la cause première de cet arrêt de développement, il faudrait la rechercher dans les causes générales incriminées habituellement en tératologie, à savoir : les états pathologiques des membranes d'enveloppe et de l'utérus, les états pathologiques maternels retentissant sur l'embryon.

La propagation d'agents microbiens qu'une effraction amène dans la circulation placentaire, ou la simple diffusion de toxines (syphilis, tuberculose, alcoolisme), peuvent déterminer des lésions amniotiques qui agiraient ensuite mécaniquement sur le développement du névraxe.

Pour Perls et Lebedeff, en particulier, l'anencéphalie serait due à la soudure de l'amnios, soudure entravant l'évolution du cerveau et du crâne. Les arrêts de développement de l'œil deviendraient ainsi un véritable stigmate physique de dégénérescence, au même titre que de nombreuses anomalies, parmi lesquelles l'asymétrie faciale et crânienne, la voûte palatine ogivale, les vices de développement du pavillon de l'oreille, les anomalies des paupières, et à un degré plus élevé, les malformations accusées de l'encéphale et du rachis (encéphalocèle, spina-bifida). Mais à l'origine de toutes ces malformations, la cause primitive qu'il faudrait toujours rechercher, et dont on doit essayer de retrouver les traces chez les ascendants, c'est l'infection.

Mais la lecture des observations publiées jusqu'ici montre que souvent, on ne trouve pas de lésions appréciables des centres nerveux. Dans l'observation de Devincentis, relatée dans le travail de Picqué (1886), et que nous reproduirons plus loin, il s'agissait d'un nouveau-né microphtalme et porteur d'anomalies diverses du cœur et des gros vaisseaux. Or, chez ce sujet, le crâne et le cerveau étaient normaux.

De même, dans un fait observé par M. de Lapersonne et relaté dans les *Archives d'ophtalmologie* de 1891, il s'agit d'une microphtalmie double avec kystes orbitaires, kystes orbitaires présentant cette particularité d'être tapissés par une rétine invertie, c'est-à-dire répondant par sa face externe à la cavité du kyste. Or, dans ce cas, le cerveau est normal, les couches optiques et le corps strié ont leur volume ordinaire ; il n'y a pas davantage de dilatation ventriculaire.

La théorie du défaut d'occlusion de la fente embryonnaire, si elle explique les colobomes siégeant à la partie inférieure du nerf optique et ceux du plancher oculaire, se trouve en défaut lorsqu'il s'agit des colobomes siégeant sur un autre point des membranes de l'œil. Or nous avons vu plus haut que Nuel, Nuel et Leplat, de Wecker. Remak, ont signalé des colobomes de la gaine du nerf siégeant à la partie temporale. De plus Randall et Scheiwnitz (1) ont décrit un colobome de la choroïde dirigé du côté nasal ; Adams Frost (2) a décrit un colobome de l'iris et de la choroïde dirigé du côté tempo-

(1) Randall et Scheiwnitz, *Archiv. für Augenheilkunde*, 1888.
(2) Adam Frost, *Trans. of the Ophth. Soc.*, 1893, t. XIII.

ral, Rindfleisch (1) en a décrit un autre dirigé en haut. On avait cherché à expliquer ces cas par la théorie de la rotation du globe oculaire de Vossius, d'après laquelle la fente oculaire, dans le cours du développement, décrirait une rotation de 90° et se porterait en dehors. Mais nous avons vu que d'après les recherches de Hencke, de Deyl, cette rotation n'a pas lieu, ou du moins ne s'exécute pas dans les proportions indiquées par Vossius. La question devient encore plus complexe quand il s'agit d'interpréter la pathogénie des colobomes maculaires et de les faire rentrer dans le cadre des malformations par inocclusion de la fente fœtale. En effet, il faut admettre pour cela que la macula se trouve comprise dans la fente embryonnaire, et c'est un point qu'il est difficile d'admettre : la fente embryonnaire siégeant en bas et en dedans, comment expliquer que la macula représente un reste de cette fente, étant donné sa situation définitive en dehors du nerf optique. Manz et Hirschberg ont cependant essayé de résoudre la question en donnant chacun une interprétation différente. D'après Manz, au début de l'évolution, la macula ferait partie de la fente oculaire, mais plus tard, à la suite du mouvement de rotation en dehors du bulbe, elle se trouverait définitivement placée en dehors du nerf optique. Pour Hirschberg, la fente oculaire s'étendrait un peu au delà du futur nerf optique et dans cette partie de la fente fœtale située au dehors du nerf optique, se formerait la macula par le développement et l'interposition des élé-

(1) Rindfleisch, *Klinisch Monœtsblatter für Augenheilkunde*, 1894, p. 91.

ments rétiniens se reportant ainsi plus en dehors que le nerf optique.

Dans un travail publié en 1884 dans les *Annales d'oculistique*, Van Duyse partageait cette opinion d'Hirschberg, et l'invoquait non seulement pour expliquer le colobome maculaire, mais encore pour interpréter diverses variétés de staphylomes congénitaux : « Suivant, dit-il, que le reste de la fente fœtale, spécialement sa partie supérieure, évoluera correctement, on aura une papille normale, une papille flanquée d'un staphylome congénital en bas, en dehors ou englobant toute la papille, staphylome péripapillaire ou colobome étendu de la gaine du nerf optique ; si toute la partie supérieure de la fente fœtale évolue défectueusement en même temps que sa partie inférieure, on verra se former les vastes colobomes plus ou moins ectatiques dans lesquels sont englobés et le nerf optique et la région maculaire, ainsi que les degrés les plus accusés de malformations oculaires à rattacher à la série des colobomes. »

Mais d'une part la théorie de Vossius (rotation du globe en dehors, formation de la macula) est aujourd'hui inadmissible. De plus les recherches de Chiewitz ont établi que la fovea centralis ne commence son développement progressif que vers la sixième ou la septième semaine. La macula ne se trouve pas comprise dans la fissure rétinienne, elle en est tout à fait indépendante; par conséquent le colobome maculaire constitue une anomalie sans rapport avec la formation de la tache jaune. C'est pour cela que Van Duyse propose de remplacer le terme de colobome maculaire par celui de colobome central « qui ne préjuge point des rapports avec la tache jaune et indiquerait plutôt la situation au pôle postérieur de l'œil, par rapport à ceux qui répondent au plancher oculaire. »

Cependant les dernières recherches de Van Duyse ont permis de donner une interprétation nouvelle à la pathogénie des colobomes atypiques de la choroïde et à celle des colobomes maculaires (1). Il s'agit de l'existence d'une seconde fente fœtale, indépendante de la fente oculaire classique, celle qui existe dans le méridien inférieur de l'œil. Déjà, en 1858, Van Ammon avait trouvé sur deux yeux de poulet et un œil de mouton, une deuxième fente oculaire, deux fois diamétralement opposée à la fente fœtale et une fois formant un angle droit avec cette dernière.

Manz (1875) et E. Bock (1893) ont fait allusion à cette constatation. mais ils l'ont niée et critiquée.

Or, Van Duyse l'a retrouvée dans l'œil d'un embryon de vache de 13 millim. 1/2 de longueur. Outre la fente, fœtale normale, cet œil présentait une deuxième fente allant au bord antérieur du calice rétinien vers son équateur, elle conflue en avant avec la première. Tandis qu'au niveau de la première fente, on voit les vaisseaux pénétrer dans la cavité oculaire, on ne voit rien de semblable au niveau de la seconde ; les vaisseaux périoculaires n'y pénètrent pas pour gagner l'espace du vitré ; le mésoderme y évolue de façon à fermer l'hiatus des

(1) Van Duyse, *Société Belge d'ophtalmologie*, séance du 25 novembre 1900, et *Bulletin de l'Académie royale de Médecine de Belgique*, 1900.

deux feuillets rétiniens, externe et interne, proximal et distal. Il y a là une fente atypique, colobomateuse, dont la position peut être quelconque, dont l'étendue dans le sens méridional ou transversal peut être variable. D'après l'auteur, c'est par la pathogénie attribuée à la vraie fente, la typique, que l'on peut désormais expliquer, en la reportant sur la fente atypique, les colobomes maculaires centraux et ceux situés sur un méridien quelconque du bulbe, au nombre desquels il faut ranger les colobomes « extrapapillaires » de Lindsay Johnson.

Sous ce nom, Lindsay Johnson (1) décrit un certain nombre de colobomes qui, pour lui, ne proviennent pas d'une occlusion incomplète de la fente oculaire fœtale et qui ne sont pas dus à l'ouverture persistante de la gaine du nerf optique. Les colobomes maculaires ne sont qu'une sous-division des colobomes extrapapillaires, mais la lésion peut se produire en un point quelconque du fond de l'œil. L'auteur considère simplement les environs de la macula comme atteints d'une faiblesse congénitale de sorte que le colobome peut s'y développer plus facilement. Fait important, dans les faits rapportés par lui, la vision était très bonne dans nombre de cas, et l'examen du champ visuel, recherché avec une petite lampe électrique, n'a montré que rarement un rapport entre la forme du scotome et celle du colobome. Lindsay Johnson considère ces lésions comme des cicatrices

(1) Lindsay Johnson, Extrapapillary colobomata. (*Archiv. of Ophtalmology*, vol. XIX, n° 1.)

Lindsay Johnson, Extrapapillare Colobome. (*Archiv. für Augenh.* vol. XXI, n° 3.)

de nœvi atrophiques, analogues aux nœvi cutanés et qui, d'après lui, s'expliquent par la structure particulière de la choroïde au centre de quelques-uns de ces colobomes.

Théorie inflammatoire. — La théorie inflammatoire des colobomes de l'œil a été édifiée par Deutschmann (1); elle repose sur des examens ophtalmoscopiques qui ont démontré l'existence d'altérations inflammatoires concomitantes, et ont mis en évidence la persistance des membranes oculaires altérées, mais existantes, au niveau de la malformation. D'après cette théorie, il faudrait faire intervenir la notion d'une lésion infectieuse, d'un processus inflammatoire intra-utérin, amenant à sa suite un trouble dans la fermeture de la fente oculaire; tantôt la fente fœtale ne se fermerait pas, tantôt l'inflammation se localiserait au niveau de la fissure oblitérée, mais constituant un *locus minoris resistentiæ*. Dans certains cas même, ce n'est pas au niveau de l'ancienne fente fœtale que l'inflammation laisserait des traces de son passage, mais elle pourrait siéger en d'autres points et ainsi s'expliquerait la formation de colobomes en d'autres régions que la partie inférieure du nerf optique et de la choroïde.

Deutschmann a basé sa théorie sur l'examen anatomique des yeux d'un lapin, chez lequel l'ophtalmoscope avait révélé la présence d'un colobome de la choroïde

(1) Deutschmann, *Klinisch Monats, für augenh.*, 1881.

de chaque côté. L'anatomie pathologique montra les lésions suivantes :

« L'œil n'est pas modifié dans ses diamètres principaux. La cornée est allongée de façon à former un ovale à grand axe vertical. Il existe un colobome de l'iris tourné en bas. Du milieu du bord inférieur de la cornée s'étend une fine cicatrice à travers la sclérotique jusqu'à l'entrée du nerf optique; l'œil est par cela même réniforme. L'œil une fois ouvert, on voit que la lésion s'étend jusqu'au pôle postérieur de l'œil, et il n'est pas possible de distinguer la papille.

A la loupe, la sclérotique est épaissie sur toute l'étendue du colobome et jusqu'à une certaine distance de ses bords Au niveau des parties de la sclérotique situées sur l'équateur principal, se trouvent des parcelles de pigment. Le colobome lui-même apparaît en arrière comme une excavation tapissée par la rétine mais sans choroïde; du moins, la lisière pigmentée répondant à la choroïde s'arrête à côté du bord de la fissure tandis qu'une mince couche non pigmentée la recouvre qui paraît être la rétine.

Mais l'examen microscopique d'une coupe faite à travers le colobome dans la moitié postérieure du globe montre que l'idée donnée par l'examen à la loupe est fausse : La rétine manque au centre de l'excavation, mais elle existe sur ses parties latérales et sur ses bords ; la choroïde épaissie et la sclérotique en forment le fond. Dans toute la fissure, on trouve des lésions de scléro-choroïdite typique, ou même de scléro-chorio-rétinite en voie d'évolution.

A quelque distance du colobome proprement dit, la sclérotique est le siège d'une infiltration cellulaire, constituée surtout par des cellules fusiformes ; en se rapprochant du colobome, l'infiltration devient plus dense, la membrane plus épaisse ; enfin immédiatement sur le bord de l'excavation, la sclérotique est devenue purement cicatrielle. Quant à la choroïde, au point où commence l'infiltration de la sclérotique, elle est remplie, elle aussi, de cellules fusiformes. Au voisinage immédiat du colobome, elle est devenue une épaisse cicatrice contenant de nombreux vaisseaux volumineux ; du pigment se trouve en petite quantité, disséminé sans règle, et surtout sans rapport avec les vaisseaux. On trouve les mêmes altérations au niveau du fond même du colobome.

L'épithélium pigmenté de la rétine présente de petites éminences qui s'enfoncent dans les couches de la rétine et deviennent de plus en plus nombreuses à mesure qu'on se rapproche du colobome. On voit même des excroissances plus volumineuses, de forme ronde composées d'une masse hyaline avec un centre pigmenté, naître de l'épithélium, ou bien s'en séparer et rester libres dans la rétine. Au bord du colobome, l'épithélium pigmenté s'arrête subitement après avoir formé un bourrelet assez accentué.

Tout autour, la rétine présente les lésions de la chorio-rétinite typique, les bâtonnets et les cônes sont détruits le tissu conjonctif a proliféré ; la rétine cicatricielle est unie intimement à la choroïde. Là où l'épithélium pigmenté s'arrête, on trouve un exsudat fibrineux séparant les deux membranes ; cet exsudat forme une sorte de coin à base tournée vers le colobome, qui s'enfonce entre la choroïde et la rétine. De plus la rétine n'est pas seulement soulevée par l'exsudat, mais elle est rabattue de chaque côté, comme si elle était rompue au centre de l'excavation, et que les deux lèvres se soient recroquevillées, en s'écartant de part et d'autre. La rétine était donc développée au niveau du colobome, mais étirée et déplacée en dehors. »

En somme, tissu cicatriciel développé aux dépens de la choroïde et de la sclérotique, et formant le fond de l'excavation, rétine présente elle aussi, mais ayant éclaté en quelque sorte à un moment donné par suite de l'exsudat formé au niveau de la choroïde sous-jacente, et s'étant rabattue sur les côtés ; de plus chorio-rétinite très nette avoisinant le colobome, telles sont les lésions principales constatées par Deutschmann.

Il est bien certain que souvent avec les lésions congénitales, microphtalmie pure, colobome de l'iris, de la choroïde ou du nerf optique, avec ou sans kystes colobomateux, coexistent des altérations nettement inflammatoires.

Tout d'abord les inégalités de niveau, les travées et les dépressions que l'on rencontre à la surface de beaucoup de colobomes, la migration de pigment dans le champ même de l'excavation peuvent être l'indice d'un travail inflammatoire survenu pendant le développement de l'œil. Nous avons déjà insisté sur les travées d'aspect cicatriciel qui parcourent souvent le fond du colobome ; nous citerons encore à ce propos l'observation suivante (1) :

(1) Van Duyse, *Annales d'Oculistique*, 1881

« Le globe oculaire paraît diminué de volume (1/5) et légèrement aplati de haut en bas. La cornée, réduite dans tous ses diamètres (8 mm. 1/2) a gardé sa forme ronde mais paraît aplatie. La chambre antérieure est peu profonde.

L'iris présente un colobome à direction inféro-interne dont l'axe se rapproche plus de la verticale que de l'horizontale. Cette fente, dont la forme représente un ovale allongé et dont les dimensions équivalent à 1/8 environ de la surface totale du diaphragme, a une base arrondie qui n'atteint pas le centre irien.

Les bords du colobome partent de là en divergeant légèrement pour se rejoindre ensuite au niveau du limbe scléro-cornéen.

Son extrémité périphérique est conique, moins large que l'extrémité centrale légèrement arciforme. Cette dernière n'atteignant pas le niveau du centre pupillaire, la moitié supérieure de l'iris est relativement large.

Les milieux transparents sont clairs, aucune encoche à la partie inférieure du cristallin ; son bord inférieur représente un arc grisâtre, régulier, convexe en bas (réfraction totale). Au niveau de la cristalloïde postérieure, à la partie inférieure et au côté externe de son méridien vertical, existe une petite tache irrégulière de 2 millimètres de diamètre environ.

L'examen, à l'image renversée, montre une surface d'un blanc légèrement bleuâtre, à reflets nacrés, tranchant avec netteté à gauche, en bas et à droite sur le fond rouge et plus ou moins régulier de l'œil. Cette surface, située sur un plan plus profond que les parties environnantes (épreuves parallactiques), a la forme d'un trigone dont le sommet arrondi est dirigé en bas, et dont les côtés courbés vont rejoindre vers la région ciliaire une base inaccessible à l'exploration ophtalmoscopique.

De nombreuses inégalités de vaisseaux partagent ce colobome profond en une série de dépressions et de reliefs. Des reflets lumineux, comme métalliques, s'observent spécialement sur les parties les plus saillantes et spécialement sur les brides qui séparent les excavations situées au nombre de sept sur le sommet du colobome. C'est au niveau des parties les plus éloignées, au fond des excavations, que l'on perçoit les teintes colorées les plus variées, mais aussi les plus foncées (jaunâtre, rougeâtre, bleuâtre, grisâtre).

Quant à la papille du nerf optique, c'est en vain qu'en suivant le trajet des vaisseaux cardinaux, on la cherche, au milieu de ces nombreux accidents de terrain. Toutefois ces vaisseaux ont une direction divergente parcourant pour la majeure partie le territoire du colobome. On s'aperçoit à leurs inflexions qu'ils suivent une pente plus ou moins déclive et aboutissent tous à cette série d'ectasies de dimensions variables dont il vient d'être question. Les uns disparaissent en faisant un crochet au bord de ces cavités comme au bord d'une excavation glaucomateuse ; d'autres pénètrent directement dans les tractus fibreux qui séparent ces dépressions ou les contournent pour disparaître. Parmi ces vaisseaux, il en est qui opèrent leur trajet exclusivement dans le colobome, spécialement ceux qui viennent d'en haut ou se dirigent vers la partie supérieure; d'autres viennent d'en bas et, après avoir parcouru le fond rouge de l'œil, passent par-dessus le bord pigmenté du colobome pour traverser ce dernier dans une certaine étendue, et finir comme il a été dit plus haut.

A la périphérie, en dehors du colobome, le fond de l'œil est inégal; à droite, il est rouge sombre, irrégulier, fortement pigmenté. De ce côté, et jusque vers la pointe du colobome, il n'existe aucun vaisseau rétinien, et la couche pigmentaire foncée ne laisse paraître aucun vaisseau choroïdien.

En contournant le colobome de droite à gauche, la teinte rouge sombre du fond de l'œil va en se dégradant : la couche pigmentée est de moins en moins fournie. A gauche et en bas apparaissent de nombreux vaisseaux choroïdiens d'un rouge orangé vif, tranchant sur le fond plus pâle et plus clair, mais parsemé de points et de plaques jaunâtres.

Vers le haut et à gauche du trigone, les vaisseaux de la choroïde disparaissent entièrement, mais le pigment reparaît et s'accumule ici sous forme de larges plaques irrégulières.

Au niveau de la pointe du colobome et à sa gauche existent des vaisseaux rétiniens, qui passent au-dessus des branches choroïdiennes pour entrer dens le colobome. »

Les examens anatomiques de bulbes oculaires atteints de microphtalmie pure, ou de microphtalmie avec colobome choroïdien ou du nerf optique, sont venus souvent mettre en évidence un processus inflammatoire développé pendant la vie intra-utérine. Falchi se basant sur deux cas de microphtalmie qu'il a pu examiner histologiquement admet, à la rigueur, que l'absence d'occlusion de la fente embryonnaire est susceptible d'expliquer le développement défectueux de la choroïde et de la sclérotique, mais que plus souvent la microphtalmie fait suite à des hyperplasies du tissu conjonctif dans les membranes de l'œil sans qu'il y ait de colobome choroïdien. Pour lui, il s'agit le plus souvent d'une chorio-rétinite suivie d'atrophie du bulbe. De même Manz estime que le plus souvent le microphtalmos débute par une inflammation chronique de l'uvée qui aboutirait ensuite à une atrophie complète de l'œil. Pflüger, lui aussi, admet que l'arrêt de développement est sous la dépendance des lésions des membranes profondes de l'œil. Les observations suivantes plaident en faveur de cette opinion :

Observation de Devincentis (1) (résumée)

Il s'agit de l'examen d'un œil microphtalme chez un nouveau-né, atteint en même temps d'anomalies diverses du cœur et des vaisseaux afférents.

Dans les deux yeux, la cornée ne se distinguait pas bien de la sclérotique qui avait l'aspect normal. La choroïde était adhérente à celle-ci ; — il y avait quelques traces de l'iris ; — pas de chambre antérieure. Le cristallin petit était appliqué contre la cornée. En arrière de lui, se trouvait un noyau cartilagineux

(1) *Maladies congénitales du globe de l'œil*, Picqué, 1886, page 147.

adossé à la rétine. Entre la rétine et la choroïde, il y avait par places une masse blanchâtre coagulée. Ses nerfs optiques étaient proportionnés à la grandeur des bulbes oculaires.

Après avoir fait des coupes de l'œil gauche, on vit que la lentille était déplacée par la masse cartilagineuse. Il en était de même dans l'œil droit.

Dans l'œil gauche, la conjonctive revêtait la surface de la cornée sans pouvoir en être séparée. C'était là un arrêt de développement par suite de l'absence de transformation de la conjonctive en couche sous-épithéliale de la cornée.

Dans la conjonctive et la cornée il y avait des amas cellulaires et des vaisseaux capillaires.

La membrane de Descemet était remplacée par un tissu conjonctif de nouvelle formation qui allait passer près de la lentille et entourer la masse cartilagineuse. La choroïde normale en arrière, présentait en avant une énorme dilatation veineuse.

Dans le corps ciliaire, le muscle de l'accommodation était bien développé et présentait de nombreux faisceaux conjonctifs. Les procès ciliaires étaient ou atrophiés ou allongés et repliés sur la lentille et sur la masse cartilagineuse dans les points où la lentille manquait ; quelques traces de l'iris.

Coagulum autour de la choroïde.

La rétine était détachée, complètement repliée sur elle-même, convertie par points en tissu conjonctif ; dégénérescences kystiques en certains points.

Entre la rétine et la lentille existait une masse cartilagineuse jaunâtre entourée de tissu conjonctif vasculaire avec périchondre adhérent à la rétine, au corps ciliaire, à l'iris et à la cornée dans les points où la lentille manquait.

Les fibres nerveuses du nerf optique étaient en partie dégénérées. Mêmes altérations pour l'œil droit.

Dans ce cas, ainsi que le fait remarquer l'auteur, la microphtalmie ne tient pas à un arrêt de développement de l'œil, ou à un colobome oculaire, mais à un processus inflammatoire dans l'intérieur du bulbe.

Observation de Falchi (1)

Microphtalmos de l'œil gauche. Microphtalmos et colobome de la choroïde de l'œil droit.

L'œil droit présente un colobome dela choroïde.

L'œil gauche fut énucléé. A l'examen anatomique, on note un coagulum remplissant la chambre antérieure ; une substance grisâtre résistante occupant l'espace du cristallin et du corps vitré qui cependant présente une dureté osseuse en un point étendu de la région antérieure à la rétine et à la choroïde qui apparaît détachée de la sclérotique par un court espace dans le segment interne, tandis que du côté externe la séparation est presque totale. Cette substance de consistance osseuse présente dans le pôle postérieur du bulbe une petite cavité.

Il n'y a pas trace du cristallin.

L'examen histologique révèle les particularités suivantes. La conjonctive péricornéenne est normale. L'épithélium cornéen est conservé avec la membrane élastique antérieure. Dans le tissu cornéen, on trouve des endroits présentant des destructions portant sur les faisceaux cornéens depuis la membrane de Descemet jusqu'à celle de Bowman dont l'endothélium a presque disparu en entier, et les quelques éléments qui persistent sont en dégénérescence granuleuse. En d'autres points cependant, il y a des faisceaux conjonctifs normaux avec de petites lacunes présentant des détritus. La conjonctive est normale, le canal de Schlemm est réduit à sa lumière.

L'iris est atrophié, très réduit quant à son volume, surtout à sa périphérie ; le pigment de la couche pigmentaire a disparu en certains points ; les vaisseaux sont petits et oblitérés. Une destruction granuleuse a envahi tous les éléments de l'iris, surtout les éléments conjonctifs, et parmi ceux-ci, surtout les cel-

(1) Picqué, *loco citato*, page 153.

lules étoilées de la couche pigmentaire, lesquelles présentent des goutelettes granulo-graisseuses.

Le canal de Fontana et le ligament pectiné ont disparu, le muscle ciliaire présente des fibres musculaires longitudinales très développées, tandis que les circulaires le sont peu. Les vaisseaux de ce muscle ciliaire présentent de grands espaces lymphatiques et des détritus en certains points.

Les procès ciliaires ont également disparu, ainsi que le pigment du tapis dont la plus grande partie est condensée en petits amas. Une riche hyperplasie du tissu conjonctif y adhère et occupe la place du cristallin ; ce tissu présente de nombreux vaisseaux pleins de sang. Quelques-uns de ces vaisseaux ont une tunique moyenne et une interne, hypertrophiée, tandis que d'autres sont oblitérés par hyperplasie du tissu conjonctif de la tunique interne et prolifération de son endothélium. La lumière de ces vaisseaux est pleine d'un détritus resplendissant. En outre, dans ces tissus conjonctifs hyperplasiés dans la région du corps vitré surtout, on trouve de nombreux espaces coagulés avec des concrétions calcaires, soit circulaires, soit en lamelles qui sont isolées. On trouve aussi une certaine quantité de pigment.

Presque toutes les cellules conjonctives, et quelques points du tissu conjonctif et ses capillaires, ont subi la dégénérescence graisseuse totale.

La suprachoroïde ciliaire est très pigmentée. De gros vaisseaux choroïdes sont remplis de sang. On y trouve aussi une ossification disposée en lamelles avec des corpuscules osseux. Cette ossification renferme des tractus de tissu conjonctif.

Dans la suprachoroïde, il y a accumulation de pigment avec dilatation des gros vaisseaux et coagulation : on y trouve aussi de nombreuses gouttes de graisse, surtout dans le tissu cellulaire voisin. La chorio-capillaire est également transformée en tissu conjonctif compact avec pigmentation éparse couvrant une grande partie de la rétine. Les vaisseaux sont hypertrophiés dans leur tunique interne et moyenne.

Dans le tissu hyperplasié chorio-rétinien, il y a des amas d'éléments conjonctifs avec gouttes de graisse arrondies. Il y a d'autres éléments polyédriques dans la substance fondamentale osseuse, constituant les ostéoblastes qui se transforment ensuite en cellules osseuses.

En quelques points l'ossification commence dans la région suprachoroïdienne comprenant une grande partie de la choroïde et toute la rétine.

Cette ossification de la choroïde et de la rétine présente des vides occupés par des restes de tissu conjonctif et des vaisseaux. De même, le corps vitré est transformé en faisceaux conjonctifs tandis que le reste est le siège de détritus On y trouve aussi des ossifications qui se continuent avec celles de la rétine, de sorte que le tissu ossifié va d'un bout à l'autre du bulbe ; c'est là une des causes de l'arrêt de développement du bulbe. Avec le carmin, on colore les deux tiers du nerf optique qui présente une hyperplasie conjonctive et des détritus granuleux ; les faisceaux nerveux du tiers externe du nerf optique ont disparu en partie et sont remplacés par ces détritus.

Cette observation est intéressante, parce qu'elle nous montre des altérations inflammatoires d'un œil coïncidant avec un colobome choroïdien de l'autre œil. Malheureusement, l'auteur ne nous dit pas si l'examen ophtalmoscopique de l'œil atteint de colobome décelait des lésions de chorio-rétinite. L'examen anatomique suivant de Van Duyse (1) met bien en évidence l'existence de cette chorio-rétinite. Il s'agit de deux colobomes chez une femme de 41 ans, décédée à la suite de tuberculose pulmonaire. L'œil droit présentait, outre un colobome irien, un large colo-

(1) Van Duyse, Contribution à l'étude des colobomes de l'œil ; *Archives d'ophtalmologie*, 1896.

bome du plancher oculaire, embrassant la papille et la région maculaire. Les régions avoisinantes étaient le siège des lésions suivantes : « Partout au voisinage du colobome, en dehors de son territoire, on établit l'existence d'une chorio-rétinite diffuse qui s'étend et s'accentue à mesure qu'on se rapproche du bord antérieur du colobome. Le bord nasal du colobome est surtout constitué par l'augmentation de la masse du stroma choroïdien qui disparaît brusquement dans le territoire colobomateux. La sclérotique est également épaissie à ce niveau. Dans le colobome, on retrouve des éléments pigmentés, connectifs, dans les lames internes de la sclérotique.

« La choroïde est modifiée ainsi que la rétine jusqu'à une certaine distance, en dehors du colobome ; elles présentent les lésions d'une chorio-rétinite diffuse au stade atrophique. On note : stroma choroïdien scléreux par places, à gros vaisseaux rares, mais perméables ; masses diffuses de pigment rassemblées dans les couches internes. On ne perçoit plus en certains points la limitante de la choroïde, mais des concrétions vitreuses coiffées d'épithélium rétinien atrophié. D'autre part, ce dernier, en proliférant, a poussé des prolongements dans la rétine

« La gangue connective de cette dernière est hypertrophique et œdémateuse. A part les fibres optiques et quelques grains rétiniens répartis dans le stroma, il ne reste aucune couche reconnaissable. Les petits vaisseaux rétiniens sont oblitérés ; la paroi des gros vaisseaux est épaissie, hyaline ; des éléments pigmentés forment un fourreau autour d'eux.

« Les fibres radiaires de la rétine plongent en bien des points dans la choroïde atrophique, établissent des synéchies entre les deux membranes, synéchies représentées ailleurs par de petites plaques de tissu scléreux. Les manchons pigmentés périvasculaires se relient par places à l'épithélium rétinien. »

Les examens anatomiques de bulbes colobomateux sont malheureusement rares. Mais dans de nombreuses observations cliniques, nous trouvons consignés des reliquats de processus inflammatoires, comme le mettent en évidence les faits suivants :

Dans une observation de Wiethe (*Knapp's Archiv. für Heilkunde*, t. XIV, fasc. 1), il s'agit d'un homme de 48 ans, dont l'œil droit avait été détruit par une kératite perforante survenue dans le cours d'une variole ; il existait sur l'œil gauche un cône circulaire autour de la papille qui avait la forme d'un ovale allongé. Du côté nasal ce cône mesurait en largeur environ le quart du diamètre de la papille, tandis que du côté temporal sa largeur dépassait le diamètre papillaire ; de ce côté, il présentait des inégalités et des circonvallations. Immédiatement en dehors, ce cône qui était traversé par des vaisseaux rectilignes, se continuait par une dépression profonde (2 mm.), circulaire, creusée en forme de bassin, dont le diamètre avait environ deux fois la valeur du diamètre papillaire. Les vaisseaux de la rétine se coudaient presque à angle droit en pénétrant dans cette excavation, où ils échappaient à la vue. Le fond de la cavité, de couleur grise avec des reflets rougeâtres, ne présentait pas la moindre trace de tache ou de pigment, tandis que le reste du fond de l'œil laissait voir plusieurs petits points atrophiques avec perte de l'épithélium pigmentaire; de même le bord inférieur de la dépression était côtoyé par une zone de choroïde atrophiée. L'auteur se basant sur l'absence de perte de substance rétinienne à ce niveau, admet l'existence d'une choroïdite fœtale, et non le résultat d'une distension de la fente fœtale.

Dans un cas de Plüger publié en 1884 dans les *Archives de Langenbeck*, il existait chez un microphtalme, outre un colobome de la choroïde et du nerf optique, de nombreuses altérations chorio-rétiniennes ; les rameaux rétiniens étaient comme attirés vers les bords du colobome ; à gauche, il existait une opacité partielle du cristallin.

Le même auteur (*Archiv. für Augenheilk.*, 1884), cite un cas de colobome attenant à la papille, et non accompagné de colobome iridien. Il insiste sur ce fait que, outre le colobome, il y avait encore des signes évidents de chorio-rétinite.

En 1888, Magnus publie un cas de microphtalmos double congénital, avec colobome du nerf optique du côté droit, chez une femme de 65 ans. Au niveau de l'œil droit, le diamètre apparent de la papille est triplé et le disque optique présente une teinte blanc bleuâtre avec un bord en terrasse. Tout autour de la papille il existe des traces de choroïdite et d'atrophie choroïdienne, surtout du côté nasal.

Muller Kannberg (*Klinische Monatsblætter für Augenheilkunde*, août 1894) relate trois cas de colobome du nerf optique. Les vaisseaux rétiniens convergent, sans se joindre, vers les bords d'une excavation en forme de chaudron qui est la papille. Cette excavation est semblable à celle du glaucome chronique, sauf que le fond, grisâtre, ne présente pas de vaisseaux. Quelques altérations chorio-rétiniennes se remarquent dans ces trois cas, au voisinage du colobome.

Farnacoski (*Wiestnik Ophtalmologii*, novembre-décembre 1894) cite le cas d'un conscrit chez lequel, à l'examen ophtalmoscopique d'un œil atteint de microphtalmie et de strabisme externe, il a trouvé, à l'endroit correspondant à la papille optique, un cratère nettement délimité, deux fois et demie plus grand que la papille ordinaire, ayant l'aspect d'un disque de couleur blanc nacré avec un éclat tendineux renfermant dans sa partie inféro-externe une excavation ellipsoïdale. On n'a pu découvrir nulle part même des vestiges d'une papille normale. Le colobome présente à sa périphérie un liséré pigmenté finement granulé. Au bord supéro-externe du disque en question se joint un petit colobome choroïdien qui en est séparé par un anneau pigmentaire. Des vaisseaux déjà bifurqués émergeaient en deux groupes de la surface supérieure et interne du disque colobomateux entre son centre et la périphérie. Il a été impossible d'y découvrir les doubles contours caractéristiques pour les vaisseaux du fond de l'œil. Le disque en question offrait des différences de niveau ; sa partie supérieure présentant une dioptrie de myopie, tandis que la myopie de la partie inféro-externe est de 4 D. Les parties environnantes du fond de l'œil présentaient des dépôts de pigment irrégulièrement distribués, et une raréfaction assez accusée du tissu choroïdien. Pour ce qui est de la pathogénie de la malformation, l'auteur est d'avis que la fermeture du sillon embryonnal du nerf optique a bien eu lieu, quoique plus tard que d'habitude, mais cette fermeture en a plutôt intéressé les bords que la profondeur. Dans la suite, la partie inférieure de la papille, comme lieu de moindre résistance, s'est laissée repousser en arrière par la tension intra-oculaire, les vaisseaux étant désunis et rejetés vers la périphérie. La cause première de ce trouble évolutif serait due à une scléro-choroïdite intra-utérine s'étant produite à une époque où la fermeture de la fente embryonale du nerf optique n'était pas encore terminée.

Van Duyse (*Archives d'Ophtalmologie*, 1891), rapporte un cas de colobome du nerf optique avec persistance du canal de Cloquet, et reliquats du système hyaloïdien fœtal. L'examen du fond de l'œil révélait les particularités suivantes :

1° Le canal de Cloquet avec les restes de l'artère hyaloïdienne devenue imperméable au sang ;

2° Une longue plaque ou bandelette blanche, d'aspect tendineux, dont l'extrémité supérieure couvre le disque optique et masque l'origine des vaisseaux rétiniens. Elle se dirige en bas et en dehors vers la périphérie visible du fond oculaire, et se termine à ce niveau par un bord bilobé pourvu d'un liséré pigmentaire. L'extrémité inférieure a une grande analogie avec un colobome du plancher oculaire. Au-dessus et en dehors de cette partie colobomateuse de la bandelette, existe une grande plaque atrophique, également relevée plus haut, bilobée et pigmentée à son côté temporal. Elle se rattache à une trainée d'atrophie choroïdienne courant au côté temporal de la bandelette;

3° Un colobome de la gaine du nerf optique entourant, à la façon d'un conus de grande dimension, l'extrémité supérieure de la bandelette tendineuse, ainsi que des lésions de chorio-rétinite disséminée, très accusées vers l'extrémité inférieure de la bandelette susdite; à son côté temporal, elles se disposent en une longue traînée aboutissant, en bas et en dehors, à la plaque atrophique signalée plus haut. Une traînée d'atrophie, à bords inégalement pigmentés comme la précédente, existe au bord nasal le long de la moitié inférieure de la bandelette.

A ces exemples de choroïdite disséminée coexistant avec des colobomes de l'œil, nous ajouterons encore les deux observations que nous relatons plus loin, et les observations de Galezowski, de Caffeau, de Hilbert, de Lechner, que nous rapportons à la fin de ce travail.

Enfin, l'étude des colobomes maculaires ou centraux vient encore apporter de nouveaux arguments à l'appui de la théorie inflammatoire de ces malformations. Nous avons vu qu'il était difficile d'interpréter par un simple trouble évolutif survenu dans la fermeture de la fente fœtale, la pathogénie de ces colobomes. Or l'examen des faits de colobomes centraux publiés dans la littérature médicale vient montrer que dans un certain nombre de cas, tout au moins, on a affaire à de véritables choroïdites centrales congénitales, reliquat d'un processus inflammatoire développé pendant la vie intra-utérine.

Van Duyse (1) note avec un colobome maculaire, la coexistence de taches de choroïdite atrophique : « Il en existe une à peu de distance de la papille, à 2 D.P. environ, à son côté interne et inférieur ; c'est la seule qui existe au voisinage du nerf optique. Toutes les autres lésions sont équatoriales. Elles existent par groupes, dont deux principaux. Le premier, situé vers l'équateur, du côté temporal, consiste en trois plaques atrophiques, de forme carrée, irrégulière, à liséré pigmentaire, avec macules noirâtres sur leur surface blanche, et en une tache pigmentaire semblable à celle que Jæger a représentée dans son Atlas. Le second groupe est situé en bas et en dedans. Il s'agit d'une plaque de 1 D. P., jaunâtre, garnie à sa périphérie d'un collier de taches pigmentaires, et flanquée, en guise de satellites, de nombreuses petites taches atrophiques arrondies. Entre ce groupe et la papille existent à distance égale de l'une et de l'autre, deux taches atrophiques à bord pigmenté Il existe aussi une tache atrophique de 1/5 de D. P. en dehors et au-dessous du colobome. Enfin, un troisième groupe, composé exclusivement de petites taches atrophiques arrondies, existe en bas et en dehors, au voisinage de l'équateur. A mi-chemin, entre ce groupe et la papille, existe une tache isolée, à liséré pigmentaire et que traverse la veine temporale inférieure de la rétine. En résumé, il existe, conjointement avec le colobome, une choroïdite

(1) Van Duyse, Un nouveau cas de colobome central ou maculaire *Annales d'oculistique*, 1886.

disséminée ancienne. » L'auteur conclut dans ce cas à une chorio-rétinite fœtale, ayant déterminé l'atrophie de l'épithélium pigmentaire et de la choroïde, et n'ayant laissé après elle que de faibles vestiges pigmentés.

Rumszewicz (*Revue d'ophtálmologie*, 1885), relate un autre fait de colobome maculaire ; la tache colobomateuse est entourée d'un anneau pigmentaire et sur toute sa surface, il se trouve de petits amas de pigment. L'examen du champ visuel montre qu'il n'y a qu'une petite portion de la rétine située dans la région de la tache qui soit absente. Partout ailleurs, le fond de l'œil contient une quantité considérable de pigment. L'auteur conclut à l'existence dans la région de la tache jaune : 1° d'une lacune incomplète de la rétine ; 2° d'une lacune complète ou presque complète de la choroïde, dont il ne reste peut-être qu'une très petite quantité de pigment. Il ne s'exprime pas sur la pathogénie à invoquer pour ce cas particulier, mais il semble bien qu'on ait affaire à une lésion d'origine inflammatoire.

Silex (1) rapporte deux cas de ce qu'il appelle les soi-disant colobomes de la macula. L'auteur constate que les lésions ressemblent beaucoup à celles amenées par certains choroïdites, et il pense que les colobomes sont le résultat de chorio-rétinites intra-utérines, avec atrophie partielle ou totale des membranes et dépôts pigmentaires.

Beckmann (*Wetsnik ophtalmologii*, nov.-déc. 1893) décrit un cas de colobome de la choroïde qui se présen-

(1) Silex, Deux cas de ce qu'on nomme le colobome de la macula. *Archiv. für Augenheilkunde*, mars 1888.

tait sous forme de deux taches blanches près du bord de la papille ; l'une en dehors et l'autre en bas de la papille. Sur leur emplacement la choroïde était considérablement excavée. La cause de ces colobomes, l'auteur la cherche dans une inflammation intra-utérine de la sclérotique au pôle postérieur de l'œil, et atrophie de la choroïde.

Enfin, les colobomes du fond de l'œil ne sont pas les seuls à s'accompagner, dans des cas nombreux, de lésions inflammatoires. Les colobomes iriens peuvent, eux aussi, coexister avec de semblables altérations, au niveau des membranes superficielles ou profondes.

Duboys de Lavigerie (1) rapporte le cas d'un enfant de trois ans dont l'œil gauche porte un colobome de l'iris à la partie inférieure se continuant avec un colobome de la choroïde qui ne dépasse pas l'équateur de l'œil, le nerf optique est sain ; dans la partie externe du fond de l'œil, on trouve disséminées quelques petites taches d'atrophie choroïdenne.

Dans la thèse de Caffeau (2), on trouve une observation intéressante de colobome irien coexistant avec une kératite interstitielle. Il s'agit d'une jeune fille, chez laquelle on relève des signes de syphilis congénitale, et chez laquelle l'examen de l'œil droit fait découvrir un colobome inféro-externe de l'iris, avec une légère opalescence cornéale de ce côté. L'œil gauche a une cornée

(1) Dubois de Lavigerie, Colobome symétrique de l'iris et de la choroïde chez un enfant de 3 ans. *Bull. de la Soc. d'ophtalm. de Paris*, 1891.

(2) Caffeau, Pathogénie du colobome de l'iris. *Thèse*, Lille, 1895.

scléreuse qui présente un large leucome, mais de ce côté il n'y a pas de colobome. Ces opacités sont la manifestation d'une ancienne kératite interstitielle dont la syphilis est sans doute la cause.

Nettleship (3), chez un enfant de 9 mois dont l'œil gauche porte un colobome irien, note dans le fond de cet œil l'existence d'immenses taches de choroïdite atrophique avec beaucoup de pigment. L'œil droit ne présentait pas de colobome, mais, à l'ophtalmoscope, on constait de nombreuses plaques de choroïdite, ayant une coloration rosée, sans pigmentation, comme si les membranes étaient encore congestionnées et infiltrées. L'auteur attribue les lésions de l'œil gauche à une choroïdite intra-utérine avec arrêt de développement de l'iris; plus tard, la choroïdite de l'œil droit a continué à se développer après la naissance.

Enfin, en 1888, notre maître, M. le professeur de Lapersonne, a rapporté dans les *Archives d'ophtalmologie* une observation de colobome de l'iris coexistant avec des plaques de choroïdite au niveau de la macula (1) :

« Il s'agit d'une femme présentant un double colobome irien.

. . . .

« L'examen ophtalmoscopique ne fait reconnaître aucune fente choroïdienne, mais permet de constater au niveau du pôle postérieur des lésions très remarqua-

(3) Nettleship, On some of the forms of congenital and infantile amblyopia. *The roy. London ophth. hosp. Reports*, XI, 4, p. 353, 1887.

(1) De Lapersonne, Colobome de l'iris et choroïdite maculaire. *Archives d'ophtalmologie*, 1888.

bles. A droite, à l'image renversée, la papille présente une coloration d'un gris foncé, assez uniforme. Mal limitée à la partie inférieure où elle semble se confondre avec une série de taches pigmentaires qui courent transversalement, elle tranche au contraire très nettement sur la coloration blanc nacré d'une plaque de scléro-choroïdite formant un croissant assez régulier au-dessus de la papille. Cette plaque est elle-même entourée d'une épaisse couche de pigment dont les bords arrivent très près de la partie inférieure de la papille. Des accumulations de pigment se rencontrent en outre sur la tache de scléro-choroïdite. Les vaisseaux, légèrement sinueux, traversent la plaque atrophique sans changer de direction ; arrivés dans l'intérieur de la papille, ils disparaissent brusquement avant d'atteindre le centre, comme dans une excavation physiologique, mais on n'observe pas la coloration blanche de la zone centrale. Au niveau de la macula, c'est-à-dire à environ deux diamètres papillaires en dedans du disque optique, on constate une large plaque atrophique et pigmentaire. Elle a l'aspect d'un ovoïde irrégulier dont le grand axe vertical a plus de deux diamètres papillaires ; son bord externe est nettement limité par une ligne pigmentaire ; du côté opposé au contraire, la plaque se limite plus mal du fond de l'œil et il existe une coloration rosée qui semble se continuer vers l'intérieur de la tache et empêche une limitation bien nette. La plus grande partie de cette plaque est recouverte par une épaisse couche de pigment ; dans l'intervalle, on voit la coloration blanc nacré de l'atrophie choroïdienne. L'examen à l'image droite ne permet de constater aucune dépression manifeste à ce niveau ; tout le fond de l'œil, au niveau de la papille comme dans la région maculaire, a une réfraction légèrement myopique, mais il serait impossible d'affirmer qu'il y a entre la plaque et le reste du fond de l'œil une différence de niveau de plus de 1 à 2 dioptries. Ce n'est donc pas une ectasie du pôle postérieur ni un colobome, mais une large plaque de choroïdite maculaire, arrivée à la période ultime. L'examen des parties voisines ne fait que confirmer cette opinion. Dans la région intermédiaire à la papille et à la fovea, il existe deux petites plaques assez régulièrement circulaires, avec une tache pigmentaire au centre. Enfin, en bas et en dedans on voit une série de taches pigmentaires ou atrophiques dont les dimensions diminuent en s'éloignant de la macula.

« Les lésions du côté gauche sont sensiblement différentes. La papille plus nettement limitée a une coloration d'un gris foncé, plus pâle au centre : elle est entourée d'un large cercle blanc nacré à bords irréguliers, dont les dimensions les plus considérables sont en bas. La plaque atrophique est parsemée de taches de pigment qui se continuent à grand distance en haut et en bas. Les vaisseaux forment un coude assez prononcé après leur entrée, de telle sorte qu'il semble exister un cercle vasculaire inscrit dans la papille ; l'examen à l'image droite permet de reconnaître que les vaisseaux sont bien séparés les uns des autres et plongent dans une excavation physiologique. Les lésions maculaires sont ici beaucoup moins accusées qu'à droite ; il existe seule-

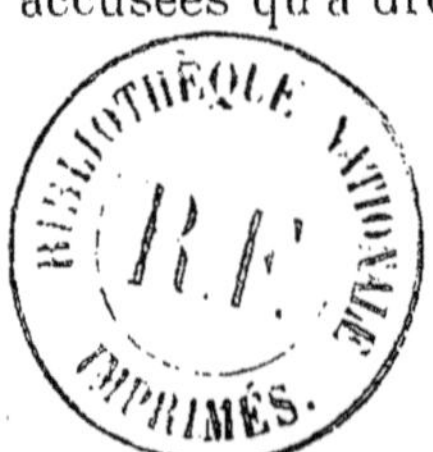

ment une plaque irrégulièrement triangulaire, moins grande que la papille, recouverte en majeure partie par du pigment ; elle paraît être située un peu au-dessus de la fovea centralis ; au-dessous on voit quelques taches disséminées. Rien à la périphérie. Les vaisseaux, en dehors de la papille, ont une disposition normale. »

Dans cette observation, le colobome irien a sa situation et sa direction normale, c'est-à-dire en bas et en dedans. Mais il existe des faits assez nombreux où il siège en un point tout différent, soit à la partie inféro-externe, soit en dehors, soit même en haut (1), et où on ne peut par conséquent invoquer pour le mécanisme de sa production l'inocclusion de la fente fœtale. D'ailleurs le mode de développement du diaphragme irien vient plaider contre cette dernière théorie.

On sait en effet que cette membrane, véritable bourgeon annulaire, issu de la partie antérieure de la choroïde, apparaît longtemps après l'occlusion de la fente. D'un autre côté, si les colobomes de l'iris et de la choroïde ont même origine, comment se fait-il qu'on les rencontre si souvent isolés ? On ne voit pas davantage comment, avec la théorie de Von Ammon, on peut expliquer le défaut de continuité entre le colobome de l'iris et celui de la choroïde, séparés qu'ils sont par les procès ciliaires interrompus (Panas).

De tout ce qui précède, il semble résulter qu'il est difficile d'accepter une pathogénie s'appliquant à tous

(1) Pathogénie du colobome de l'iris. — Caffeau, *Thèse*, Lille, 1895.

les faits de colobome du fond de l'œil, et en particulier à tous les colobomes du nerf optique et de la choroïde.

La théorie de l'arrêt de développement, de la non-fermeture de la fente fœtale est loin d'être toujours satisfaisante. Assurément il n'est pas douteux que, dans la plupart des cas, la lésion siège au niveau de la fente oculaire fœtale ; mais, tout d'abord, il existe des faits assez nombreux de colobomes atypiques, et de plus, l'anatomie pathologique et la clinique viennent montrer que les éléments rétiniens ne font pas toujours défaut au niveau de la soi-disant diastase. Les examens de Van Duyse, yeux de cyclopes et colobomes du nerf optique ou de la choroïde, montrent que souvent des vestiges de rétine subsistent ; ce qui manque surtout, c'est l'épithélium pigmenté. L'examen minutieux du champ visuel pourrait donner de précieuses indications, mais d'une part l'acuité visuelle est souvent trop mauvaise pour qu'on puisse préciser s'il existe une perception lumineuse au niveau de la malformation, et d'autre part l'absence d'éléments sensoriels ne prouverait pas que les autres couches de la rétine soient absentes Cependant la thèse de Caffeau nous fournit l'observation (voir plus loin) d'un malade présentant un colobome de l'iris, de la choroïdite du nerf optique, et qui percevait la lumière au travers de la perte de substance irienne, c'est-à-dire au niveau du colobome du plancher.

Enfin, il faut remarquer que la fente fœtale se ferme à une époque très précoce de la vie intra-utérine, à la sixième ou à la septième semaine, c'est-à-dire à un moment où le développement de l'œil est très peu avancé.

Or, les yeux colobomateux, s'ils sont en général microphtalmes, n'en ont pas moins une structure sensiblement normale ; la cornée et l'iris sont bien développés, l'acuité visuelle est souvent relativement bonne, ce qui indique que dans la région située en dehors du colobome, les membranes oculaires ont subi, leur évolution normale ; or, il est difficile d'admettre qu'un arrêt de développement comme la diastase de la fente fœtale entrave aussi peu l'évolution ultérieure du globe oculaire, et que le cristallin, l'iris, le corps vitré puissent se former de façon à peu près normale, alors que souvent sur une grande étendue, la fente fœtale ne s'est pas fermée. Il est certain que la théorie de l'arrêt de développement, survenu sous l'influence d'une cause presque toujours indéterminée, suffit à expliquer des faits comme celui de Haab (1) (microphtalmie double ; seulement deux rudiments bulbaires ; pas de cristallin, pas de cornée, pas d'iris ni de corps ciliaire) ; — comme celui de de Lapersonne (2) (microphtalmie double extrêmement accusée avec kystes orbitaires) ; — comme celui de Van Duyse (3) (microphtalmie double chez un fœtus hydrocéphale avec kyste colobomateux). — Il n'en est pas de même lorsqu'on a affaire à des yeux dont le volume ne diffère pas parfois sensiblement de la normale, et dont les milieux transparents sont bien constitués.

(1) *Maladies congénitales du globe de l'œil*, Picqué, 1886, p. 152.

(2) Sur un cas de microphtalmie double avec kystes orbitaires. De Lapersonne, *Archives d'ophtalmologie*, 1891.

(3) Kyste colobomateux rétropalpébral. Van Duyse. *Archives d'ophtalmologie*, 1900.

Si donc on admet que dans un certain nombre de cas, tout au moins, dans ceux où l'œil est arrivé à un état de développement sensiblement normal, il y a eu occlusion de la fente oculaire, il faut invoquer un processus régressif ou inflammatoire survenu au niveau de la fissure. C'est la théorie inflammatoire des colobomes, défendue par Deutschmann, Schweigel, Wiethe, Panas, de Lapersonne. Le fait n'a en soit rien qui puisse surprendre: tout d'abord, c'est là un *locus minoris resistentiæ*, un point faible de la coque oculaire, et c'est à ce niveau, à la partie postérieure surtout que pénètrent les vaisseaux dans l'intérieur de l'œil; on conçoit donc que l'inflammation puisse se cantonner de préférence en ce point. Les travées de cicatrice au niveau du colobome, les inégalités de niveau à sa surface, le fait que dans plusieurs examens anatomiques, les lésions s'étendaient de chaque côté et au-delà du territoire colobomateux, plaident en faveur de cette opinion. Enfin, les antécédent pourraient être d'une grande utilité en décelant chez les ascendants l'existence d'une infection, la syphilis surtout; mais les documents manquent à cet égard et les observations publiées jusqu'ici ne contiennent pas de renseignements à ce sujet; seule, l'observation de Galezowski que nous relatons plus loin mentionne chez les parents des commémoratifs nets de syphilis.

Les choroïdites congénitales sont d'ailleurs bien connues et Adamutk a déjà fait remarquer que sur 40 cas de choroïdite maculaire rencontrés par lui, 29 fois aucune cause productrice de cette affection n'a pu être découverte, et il a exprimé la conviction que beaucoup de ces choroïdites sont congénitales. M. Panas a bien insisté sur ces faits et a montré notamment que la choroïdite maculaire pouvait se montrer comme manifestation de syphilis congénitale. Mais il est probable que d'autres infections transmises de la mère au fœtus peuvent produire chez ce dernier des lésions inflammatoires chorio-rétiniennes, et ce sont les traces de cette infection originelle que l'on devra s'attacher à rechercher dans les colobomes du fond de l'œil. Et enfin, même dans les cas où la fente oculaire ne se ferme pas, l'arrêt de développement n'est peut-être que la manifestation d'un processus infectieux dont il faudra déterminer la nature.

OBSERVATIONS

Observation I (personnelle)

Colobome bilatéral du nerf optique et de la choroïde.

Jeune fille de vingt-quatre ans se présente à la Clinique de l'Hôtel-Dieu, en disant que sa vue qui était auparavant très mauvaise a encore diminué depuis deux ans.

Elle est l'aînée de trois enfants ; des deux autres, l'un est mort à l'âge de sept ans. l'autre est encore vivant et bien portant. Quant à elle, elle paraît d'une bonne constitution, pas de traces de rachitisme ni de stigmates d'hérédo-syphilis, pas de surdité, pas de lésions dentaires. L'intelligence est bien développée.

Ses parents et ses deux frères ont toujours eu bonne vue ; la mère est encore vivante.

Etat actuel. — Les yeux de la malade frappent d'abord par leur petitesse. Ils sont tous deux en strabisme convergent, strabisme qu'il est difficile de mesurer, car s'il n'existe pas un véritable nystagmus, l'instabilité des globes oculaires empêche le malade de fixer ; eependant, la déviation pour chaque œil, paraît être de 20 à 25°.

Les excursions des yeux dans les diverses directions sont limitées ; le sujet peut surtout difficilement regarder en dehors et l'œil revient au bout d'un temps très court en convergence ; de même, les mouvements en haut et en bas sont loin d'avoir leur amplitude normale. Il y a comme un développement insuffisant de la musculature générale de l'œil. A cause des dimensions réduites du globe, il existe un ptosis apparent de chaque côté.

La microphtalmie est de degré moyen et égale pour chaque œil. La cornée qui est aplatie mesure un diamètre transversal de 8 millimètres. La chambre antérieure est peu profonde, l'iris est terne, il n'a pas son brillant normal, la pupille est très étroite. Sous l'influence de l'atropine, elle se dilate, mais non complètement, assez cependant pour permettre facilement l'examen de l'œil.

Examen ophtalmoscopique (image droite).

Œil droit (planche I) : Le fond de l'œil est occupé par une zone dépigmentée très étendue, dans laquelle on peut, avec un peu d'attention, distinguer deux régions : une supérieure, légèrement ovalaire à grand axe vertical; nettement excavée ; elle répond à l'entrée du nerf optique dans le bulbe; c'est le colobome du nerf ; l'autre située en dessous (image droite), enchâssant pour ainsi dire la moitié inférieure de son rebord, siégeant au niveau des membranes oculaires, c'est le colobome du plancher.

a) Le colobome du nerf présente à peu près les dimensions de quatre papilles normales. Sa forme est d'une façon générale celle d'un ovale, mais ses bords ne forment pas une courbe régulièrement arrondie, et de plus, présentent des irrégularités et des bavures ; des amas de pigment se rencontrent çà et là sur tout le pourtour ; en haut et en dehors notamment se voit une tâche pigmentée plus accentuée que les autres. Tout autour, aussi, la choroïde est comme atrophiée et usée. Le bord interne est plus net que le bord externe et paraît beaucoup plus saillant; il présente un ressaut plus brusque, comme le montrent les mouvements imprimés à la lentille (déplacement parallactique) et l'aspect des vaisseaux qui font un coude à ce niveau. C'est surtout en bas que le rebord est accentué, donnant en ce point l'impression de la margelle d'un puits. Une ligne claire marque à ce niveau le rebord de la margelle, et immédiatement au-dessus, le colobome présente une teinte plus foncée que dans tout le reste de son étendue, dénotant une dépression notable de sa partie inférieure, surtout marquée en bas et en dedans. L'examen à l'image droite montre une différence de six dioptries entre cette région et les parties supérieures de l'excavation, lesquelles se rapprochent peu à peu du niveau de la rétine avoisinante.

La teinte générale est plus ou moins foncée, ardoisée, mais elle est variable suivant le point qu'on examine, surtout marquée à la partie inférieure. De plus, elle n'est pas uniforme, c'est-à-dire que, çà et là, on voit des points plus pigmentés sans qu'il y ait cependant de véritables amas de pigments, comme ceux que nous avons décrits sur les bords du colobome. Enfin, et c'est là un point sur lequel nous devons insister, le fond n'est pas uniformément plan ; il présente au contraire des irrégularités, consistant en un certain nombre de saillies et de dépressions ; le sommet des crêtes offre une teinte plus claire que les parties latérales qui sont plus foncées. C'est ainsi que les trois quarts inférieurs du colobome sont séparés en deux par une saillie linéaire verticale qui va en s'effilant du haut en bas, et qui en bas se divise en deux branches dont l'une s'en va en bas et en dedans, l'autre en bas et en dehors rejoindre presque le bord de la margelle.

b) Le colobome du plancher embrasse la partie inférieure de l'excavation, et présente une forme triangulaire, à extrémité inférieure arrondie. Ses bords présentent çà et là un liseré pigmentaire ; le bord interne est beaucoup plus accusé que l'externe, et ce dernier comme on le voit sur la figure est masqué en partie par une accumulation de pigment qui empiète sur le champ du colobome. La surface ne paraît pas sensiblement excavée, et les vaisseaux qu'on voit sortir à la partie nasale passent presque directement sans inflexion du colobome sur la rétine. La couleur est beaucoup plus blanche que celle de l'excavation sus-jacente, et tranche sur la teinte gris ardoisé de cette dernière.

Le fond est aussi beaucoup moins inégal, et on ne voit qu'une petite crête, légèrement saillante qui se dessine au niveau de sa partie médiane.

c) Les vaisseaux prêtent à des considérations importantes. Tout d'abord il est impossible de trouver trace de la papille, et les vaisseaux naissent au fond de l'excavation colobomateuse, séparés les uns des autres. Tous prennent origine dans la partie nasale : à la partie supéro-interne, on voit un groupe de trois vaisseaux qui, nés isolément, se dirigent en haut et en dedans, franchissent le rebord du colobome en faisant un coude peu marqué, et passent sur la rétine. Mais la plupart semblent émerger de la région inféro-interne de l'excavation, au point où elle atteint son maximum de profondeur ; mais on ne peut les suivre jusqu'en ce point ; en effet, au moment où ils atteignent le rebord inférieur, pour passer du colobome choroïdien dans l'ectasie optique, ils décrivent un coude très accentué, et disparaissent brusquement. Quant au fond même de l'excavation, il est avasculaire, et n'a pas de vaisseaux propres ; tous ceux qu'on voit émerger sont destinés à la rétine avoisinante.

Œil gauche (planche 2). — La disposition générale des lésions est sensiblement la même que du côté droit. L'ectasie du nerf optique est surtout marquée en bas et en dedans et mesure à peu près la même profondeur que sur l'autre œil. Le fond du colobome présente une travée verticale saillante de laquelle se détachent deux ou trois crêtes moins accusées. Il ne présente pas de vaisseaux propres, sauf à la partie interne deux fins ramuscules que l'on voit courir pendant un court trajet et disparaissent sous le rebord interne.

Le colobome du plancher présente de ce côté un aspect plus irrégulier que sur l'œil opposé. On voit descendre verticalement une saillie longitudinale, le long de laquelle chemine un petit vaisseau qui descend jusqu'à son extrémité inférieure, et qu'on ne peut suivre plus loin. Indépendamment d'elle, il existe encore une ou deux travées parallèles au bord externe du colobome. Ce qui frappe surtout de côté, c'est l'abondance du pigment qui circonscrit les bords du colobome du plancher. Sur le rebord nasal principalement, on note la présence de gros amas pigmentaires qui délimitent très nettement la lésion à ce niveau.

Les vaisseaux sont, comme sur l'œil droit, rejetés tous du côté nasal.

Ils décrivent en passant sur le bord inférieur de l'excavation colobomateuse, un crochet au delà duquel ils disparaissent. De là, ils passent sur le colobome du plancher, puis sur la rétine, sans inflexion marquée, ce qui indique que le premier est à peu près sur le même plan que le second. Fait à noter, ils se dirigent presque tous en dehors, c'est-à-dire vers le côté temporal de la rétine.

Enfin dans les deux yeux, aux alentours de la malformation, le fond de l'œil présente des altérations évidentes, consistant en plaques d'atrophie choroïdienne, et en taches pigmentaires semées irrégulièrement tout autour du colobome. A droite notamment, on voit en haut et en dedans, trois plaques blanches de choroïdite atrophique ; une autre est située en bas et en dehors.

Dans l'œil gauche, deux plaques semblables existent à l'extrémité inférieure du colobome choroïdien ; une ou deux autres se décèlent au-dessus de l'excavation.

Réfraction. Astigmatisme myopique des deux yeux. La myopie de l'œil droit est de 4D, celle de l'œil gauche de 5D.

Les verres améliorent très peu la vision ; cependant avec des verres sphéro-cylindriques appropriés, la malade peut reconnaître et compter les doigts à un mètre. La vision de près est relativement assez bonne. En rapprochant tout près de ses yeux, elle peut lire sans trop de difficulté les caractères d'imprimerie ordinaires.

L'examen du champ visuel ne donne que des résultats insuffisants. Cependant, il ne semble pas y avoir de perception lumineuse au niveau du colobome du plancher.

Observation II (Personnelle).

Colobome du nerf optique et de la choroïde.

Femme B..., 63 ans.

Œil gauche : Microphtalmie et strabisme convergent très accusé. La cornée est très aplatie et petite. L'iris est décoloré, la pupille est très étroite, et le bord pupillaire n'est pas net ; cependant il ne semble pas y avoir de synéchies.

Cet œil est inéclairable. Actuellement, la vision est nulle de ce côté, mais la malade dit que jusqu'à 25 ans, elle voyait un peu de cet œil ; à cet âge, il a été rouge et douloureux, pour aboutir à l'état actuel.

Œil droit : L'œil est un peu plus petit qu'un œil normal, mais sans qu'on puisse dire qu'il soit microphtalme. La cornée n'es pas aplatie, l'iris a une teinte à peu près normale et se dilate bien sous l'action de l'atropine.

L'examen est assez difficile, car la malade fixe mal. Les mouvements du globe sont limités, et pour regarder en haut, par exemple, la malade est obligée de lever la tête ; elle garde difficilement la position de l'image ophtalmoscopique.

Fond d'œil (image droite) : Le colobome représente un ovale à grosse extrémité tournée en arrière, à petite extrémité venant en avant jusqu'à l'équateur de l'œil. En faisant regarder la malade en bas, on arrive à peine à cette extrémité antérieure. Les bords sont fortement pigmentés, surtout la partie moyenne des bords interne et externe.

A la partie toute supérieure, on voit une région plus rosée que le reste du colobome, irrégulièrement circulaire, d'un diamètre de deux papilles normales environ, et qui est la papille. Son bord supérieur n'est pas net, il est découpé et haché, bordé de pigment. Au-dessous est le grand foyer colobomateux. Mais comme le montre le déplacement parallactique, l'examen à l'image droite et la disposition des vaisseaux, il y a peu ou pas d'excavation dans ces deux régions. La papille paraît légèrement déprimée en son centre ; elle est limitée en bas du côté du colobome, par un rebord qui tranche par sa teinte un peu plus claire plutôt que par sa différence de niveau. Quant au colobome lui-même, du côté externe, il est sur le même plan que la rétine avoisinante ; du côté interne (image droite), il paraît un peu en retrait, et le bord paraît former là une arête assez vive qui va en s'atténuant à mesure qu'on se rapproche de l'extrémité antérieure du colobome.

Le fond est d'une teinte grise ardoisé, plus foncée par places, avec des ombres qui indiquent des inégalités de surface. Tout le long du bord interne, à une petite distance de lui, court une travée longitudinale, faisant une saillie peu prononcée, et sur laquelle passe à la partie inférieure un fin vaisseau qui décrit un coude à convexité tournée en bas. Çà et là sont les taches de pigment, discrètement disséminées, mais en somme peu abondantes et se voyant surtout dans le voisinage de l'extrémité antérieure.

De la région papillaire, mais naissant isolément les uns des autres partent quatre vaisseaux, présentant leur double contour, dont deux se dirigent vers la région maculaire, et deux en dedans. Des deux premiers, l'un franchit le bord de la papille sans faire de coude, forme ensuite une courbe à convexité tournée en bas, contourne le bord du colobome dans son quart supérieur, puis se porte en dehors ; le second, plus petit, se dirige en haut et en dehors, et se perd dans la rétine. Des deux vaisseaux internes, le supérieur chemine presque horizontalement jusqu'à une certaine distance de la papille, l'inférieur passe de la papille sur le colobome en se portant en bas et en dedans, traverse son segment supéro interne en diagonale, où il apparaît avec son double contour, et arrive à son bord interne où il semble comme brisé, s'interrompant pour reparaître en un point situé immédiatement au-dessous, et se perdant dans la rétine ; il reste donc caché un moment sous le rebord interne du foyer colobomateux. Le colobome, lui-même, est très peu vasculaire. On ne voit pas de vaisseaux s'arrêter à sa surface, sauf une petite branche venue de l'artère sus-décrite, et qu'on porte en bas et en dehors, en passant par dessus la travée mentionnée plus haut.

En somme, ce qui domine ici, c'est l'absence d'excavation prononcée, de poche sous-papillaire.

Il existe des traces de chorio-rétinite, d'une part sous forme de taches pigmentaires noires distribuées irrégulièrement autour du foyer, d'autre part, sous forme de quelques taches atrophiques : l'une d'elles est située entre les deux vaisseaux internes, une seconde est très apparente en bas et en dehors. Elles ont une teinte jaunâtre, avec un peu de pigment à leur surface. Rien à la périphérie.

Cet œil est myope de — 1 D. Sans verre, l'acuité visuelle est de 1/10. Avec — 1 D, elle devient 1/8.

Le champ visuel est difficile à prendre à cause du mauvais état de la vision. Cependant on trouve un scotome en haut limité de la façon suivante :

En haut : 30° ;

En dedans : Tout près du point de fixation.

En dehors : 25°.

L'étendue du champ visuel qui fait défaut est donc peu considérable relativement aux dimensions du colobome ; il semble bien que chez cette malade, la prescription rétineuse subsiste en partie au niveau de la malformation.

Observation III (Personnelle)

Colobome irien atypique et colobome choroïdien

Jeune homme, 21 ans.

O. G. : Normal, emmétrope.

O. D. : Œil microphtalme, la cornée est plus petite que celle du côté opposé et légèrement aplatie. L'iris est brunâtre, de couleur différente de celui de l'autre œil.

Large colobome irien à la *partie inférieure et externe*, allant jusqu'à la périphérie de l'iris. Les bords du colobome ne sont pas parallèles, mais divergents et évasés. La pupille se contracte un peu sous l'influence de la lumière.

Dans le champ du colobome irien, on aperçoit à l'ophtalmoscope le bord du cristallin sous forme d'une traînée noire. Ce bord du cristallin présente une petite échancrure (ébauche de colobome). De plus, le cristallin semble un peu déplacé et ectopié en haut et en dedans.

La papille est sensiblement normale. Par suite de la perte de la substance irienne, on aperçoit deux papilles en regardant par cette brèche. Région maculaire normale.

A la partie *inférieure et externe* du fond de l'œil, large colobome choroïdien, se terminant en arrière en pointe arrondie, à environ un diamètre papillaire de la papille ; on peut atteindre à peine sa limite antérieure ; mais on la voit à ce niveau se bifurquer en deux cornes latérales avec entre elles une portion intermédiaire de rétine rouge. D'une façon générale le colobome présente une forme triangulaire à sommet postérieur.

Les bords sont bien nets, légèrement pigmentés surtout en arrière, moins en avant. Sa surface paraît plane, unie, non accidentée ; pas de pigment à sa surface ; quelques rares vaisseaux et petits ramuscules, çà et là. La teinte est d'un blanc bleuâtre, grisâtre par places avec des reflets plus foncés. A peu près vers le centre, on remarque une surface plus blanche, à bords irréguliers, très déchiquetés, entourés d'un pigment discret. Les vaisseaux de la surface du colobome présentent leur double contour.

Les vaisseaux qui émergent de la papille et se dirigent vers le colobome semblent se ramasser en deux faisceaux sur chaque bord du colobome ; ils empiètent légèrement sur la surface du foyer colobomateux, traversant ainsi ses parties toutes latérales pour repasser ensuite sur la rétine. Ils ne décrivent pas de coude en pénétrant ou en sortant du colobome ; il ne semble donc pas y avoir de différence notable entre le fond du colobome et la rétine environnante. A la partie postérieure cependant, on voit un vaisseau former une inflexion légère au moment où il franchit le bord du foyer.

Pas de choroïdite autour de la malformation. Rien à la périphérie.

La vision de cet œil est presque nulle. Le malade ne compte pas les doigts à $0^{m},30$. Le réfraction est myopique, mais il existe un astigmatisme irrégulier qui empêche d'en déterminer le degré.

Observation IV (personnelle)

Fibres à myéline chez une hérédo-spécifique.

Jeune fille, 21 ans ; est envoyée d'un service de médecine à la Clinique de l'Hôtel-Dieu. Dit avoir eu la vue assez bonne jusqu'à l'âge de six ans. A ce moment les yeux sont devenus très rouges, la malade dit avoir beaucoup souffert, et à la suite de cet état, qui a duré environ deux mois, la vue est restée très mauvaise.

Il semble bien qu'il se soit agi d'une kératite interstitielle dont il reste des traces sous forme d'opacités occupant le centre des deux cornées.

Il y a quatre ans, on a fait une iridectomie sur chaque œil en bas et en dedans.

Les deux yeux sont porteurs d'une cataracte zonulaire qui occupe le champ pupillaire et permet à peine d'apercevoir le fond rouge de l'œil entre elle et le bord pupillaire. Mais par la brèche irienne, on peut facilement voir le fond de l'œil : la papille apparaît avec des dimensions normales. Du côté droit, elle présente deux faisceaux de fibres à myéline, l'un en haut et en dedans, l'autre en bas et en dedans, chacun suivant le trajet d'un vaisseau. A gauche, il n'en existe qu'un seul, dirigé en bas et en dedans.

A la périphérie de l'œil droit, quelques petites taches pigmentées de chorio-rétinite.

V. O. D. = avec — 3, 1/10.

V. O. G. = avec — 2, 1/10.

On ne relève dans les antécédents de la malade rien de particulier. La mère est vivante ; elle a eu après elle, deux enfants actuellement bien portants. Mais outre les traces d'une ancienne kératite interstitielle, on relève chez elle des stigmates très nets d'hérédo-syphilis : les dents, d'une façon générale, sont mal plantées, les incisives supérieures sont arquées, la voûte palatine est un peu ogivale. Enfin, il existe un peu de surdité (pas d'écoulement d'oreilles, et l'examen ne révèle aucune lésion).

Nous avons donné cette observation, bien qu'elle ne se rapporte pas à un colobome du nerf optique ou de la choroïde, mais parce qu'elle montre une anomalie congénitale chez un sujet nettement hérédo-syphilitique.

Observation V

(Caffeau, Pathogénie du colobome de l'iris, *Thèse*, Lille, 1895).

Colobome irido-choroïdien et cataracte zonulaire.

La nommée D... Augustine, 61 ans, ménagère, se présente en décembre 1894 à la consultation de M. de Lapersonne. Elle se plaint d'un affaiblissement progressif de sa vue, et n'attire nullement l'attention sur son double colobome irien.

Comme antécédents la malade n'accuse aucune consanguinité. Elle a perdu ses parents qui sont morts à un âge très avancé, sans avoir présenté de maladie grave. Elle n'a qu'un frère, du reste bien portant.

Elle-même, n'a jamais été malade et semble jouir d'une bonne santé. Nous n'avons relevé aucune trace de syphilis et de tuberculose.

Toute petite, elle voyait peu; à neuf ans seulement, elle put commencer à lire. Dès lors, sa vue s'améliora ; elle put apprendre le métier de lingère et broder. Sa vue cependant resta toujours courte. A l'âge de trente ans, elle fut obligée de cesser son métier, ne pouvant plus accomplir que de gros ouvrages dans son ménage. Quinze ans plus tard, à la suite d'un traumatisme (?) la vue faiblit de plus en plus, et la malade a des phosphènes.

Il y a six ans, elle vint à la consultation, et M. de Lapersonne constata chez elle, outre le double colobome irien, une cataracte zonulaire, malgré laquelle il put distinguer le fond rouge de l'œil et apercevoir des lésions paraissant se rapporter à des atrophies choroïdiennes des deux côtés. Astigmatisme dans les deux yeux également.

Actuellement, l'œil droit, légèrement microphtalme, présente l'aspect suivant : la cornée est beaucoup plus petite qu'à l'état normal, transparente dans toute son étendue, mais aplatie. L'iris semble ne pas exister sur une partie de son cercle située vers son bord inféro-interne. Cette position de l'iris absente a la forme générale d'un trou de petite serrure qui serait coupée dans sa plus grande longueur par une bande de tissu irien représentant un pont. Nous avons donc, dans ce cas, une variété de colobome dit colobome à pont. Le cristallin est atteint de cataracte zonulaire légèrement ambrée, à bords assez bien limités. Au-delà sont des rayons cataractés périphériques.

Le fond de l'œil est parfaitement éclairable. Nous constatons un large colobome de la choroïde et du nerf optique. A l'image renversée, en allant de bas en haut, on peut voir :

1° Une margelle atrophiée, limitée nettement par des amas pigmentaires, ayant une longueur d'environ un diamètre pupillaire. Elle a une coloration légèrement rosée. Les vaisseaux passent du fond de l'œil sur cette partie atrophiée sans déviation ; arrivés au bord tranchant ayant une concavité supérieure, les vaisseaux se courbent brusquement et disparaissent ;

2° A un second plan plus profond, ayant au moins trois dioptries de différence avec le reste du fond de l'œil, un large plan de coloration blanche s'étend jusqu'aux limites supérieures de la partie visible à l'ophtalmoscope ;

3° La papille elle-même est profondément excavée et forme un troisième plan plus profond, au niveau duquel les vaisseaux se courbent de nouveau et disparaissent (excavation colobomateuse).

Sur le fond du colobome choroïdien courent des vaisseaux tortueux ; un de ces vaisseaux choroïdiens semble suivre dans une certaine étendue le bord interne de la margelle signalée précédemment. Le fond même de ce colobome choroïdien n'est pas régulier ; il présente des saillies et des dépressions dont la direction générale est longitudinale. Dans certains points, il existe de véritables plis comme ceux que pourrait former un décollement de la rétine ; un de ces plis cache même le bord externe de la papille.

Ces différences de niveau donnent à ce fond de colobome choroïdien diverses colorations d'un blanc chatoyant sur certains points, grisâtre dans d'autres ; à peine quelques traces de pigment le long des vaisseaux.

L'œil droit est un peu aplati dans le sens transversal. La sclérotique a une coloration bleuâtre. L'iris, comme dans l'œil droit est absent dans la partie inféro-interne de son cercle ; ce colobome est plus régulier que celui de l'autre œil. L'œil semble avoir été l'objet d'une iridectomie. Le cristallin est atteint également de cataracte zonulaire à bord inférieur se confondant avec les rayons cataractés périphériques.

Le fond de l'œil est peu éclairable : il est de couleur rosée, mais on ne peut distinguer aucun détail.

Quelques mois plus tard, la malade qui, auparavant, voyait encore grâce aux rayons visuels passant entre sa cataracte et le bord inférieur de sa pupille vint demander une opération. La cataracte fut opérée par M. de Lapersonne. Suites opératoires bonnes. Or, fait très important, après l'opération, M. de Lapersonne put constater que le champ visuel de cet œil ne présentait aucune lacune, et que la perception rétinienne persistait, quoique défectueuse, au niveau du colobome.

Observation VI

(Rindfleisch, *Klinische Monatsblatter für Augenheilkunde*, 1894.)

Colobome de la choroïde dirigé en haut et en dehors.

Homme de 31 ans, cocher. Bonne santé habituelle ; pas d'antécédents héréditaires.

Il y a deux mois, le malade a reçu un coup de pied de cheval dans la figure. Depuis ce temps, il voit avec moins de netteté et l'œil gauche est moins bon que le droit. Auparavant, il n'avait pas remarqué de différence entre ses deux yeux.

O. D.: V. avec — 0 D. 75 = 1.

O. G.: Compte seulement les doigts à 0 m. 50. Il n'est pas amélioré par les verres.

A l'ophtalmoscope, cet œil gauche présente un léger plissement de la rétine au niveau de la macula. Pas d'autre décollement dans le reste du fond de l'œil. Au dessus de la papille, à un environ un diamètre papillaire d'elle, est un colobome ovalaire à peu près vertical. Les bords en sont clairs, taillés à pic, et l'excavation mesure environ 4 ou 5 dioptries. Le fond du colobome est irrégulier, strié de plis blanc nacré ; il présente quelques petits vaisseaux très fins. On voit venir de la papille une artère et une veine qui entrent par le colobome et en sortent du côté nasal.

Çà et là, on observe des dépôts de pigment, qui sont surtout abondants sur le bord nasal du colobome. En haut et en dehors, est une petite plaque de choroïdite.

D'après l'auteur, la situation du colobome d'une part, son aspect d'autre part, plaident en faveur d'une origine inflammatoire et d'un processus infectieux survenu pendant la vie intra-utérine.

Observation VII

(Weiss et Gœrlitz, *Arch. fur Augenh.*, 1896.) (Résumée.)

Cas de microphtalmos unilatéral avec colobome d'un nerf optique.

L'œil gauche seulement était microphtalme. La cornée mesurait 8 millimètres dans le diamètre horizontal, la cornée de l'autre était de 9 millimètres.

Ce dernier œil était emmétrope, tandis que l'œil microphtalme présentait une myopie de 2 D. 5. En dehors d'un colobome du nerf optique, il était exempt de toute autre altération ou malformation ; ses milieux étaient tout à fait transparents et, chose assez rare, il possèdait encore une certaine vision ; il comptait les doigts à 1 m. 1/2.

Observation VIII

(Hosch, *Arch. fur Augenh.*, 1896.)

Colobome des deux nerfs optiques sans colobome de l'uvée.

Ce cas, d'après l'auteur, appartient au troisième groupe des colobomes du nerf optique, c'est-à-dire que la fente fœtale du nerf ne s'est fermée qu'à son bout périphérique. La papille est deux à trois fois plus grande qu'à l'état normal ; il y a une excavation totale énorme. Les vaisseaux émergent non pas d'un hile, mais séparés sur toute la circonférence. On ne voit pas trace d'une lame criblée. L'anneau scléral est très large des deux côtés. La vue de l'œil droit, myope de 2 D. 50, est égale à 4/10; celle de l'œil gauche, myope de 5 à 6 D., ne permet que de compter les doigts à 2 m. 1/2.

Observation IX

Colobome de la choroïde.

(*Stigmates dystrophiques de l'hérédo-syphilis*. Fournier, 1898).

Enfant de 10 ans.

Le père est syphilitique et a eu encore actuellement des accidents spécifiques.

La mère a eu quatre grossesses.

Première grossesse, fausse couche.

Deuxième grossesse, enfant mort à trois mois.

Troisième et quatrième grossesses : enfants vivants.

Le troisième enfant, qui est notre malade, présente les malformations oculaires suivantes : Œil gauche : colobome de l'iris et de la choroïde.

Œil droit : Polycorie constituée par l'existence de trois fentes pupillaires.

Le colobome choroïdien de l'œil droit a une forme ovalaire à grosse extrémité tournée en arrière et venant affleurer le bord inférieur de la papille. Tout autour de ce colobome, sur ses bords et à une certaine distance d'eux sont des taches noires semblables à celles de la rétine pigmentaire ; quelques-uns empiètent sur le colobome lui-même.

Observation X

(Bagnéris, *Annales d'oculistique*, août 1893).

Colobome de la choroïde et du nerf optique.

Le porteur de cette anomalie est un jeune homme de 20 ans. Le colobome porte sur l'œil gauche et offre son aspect habituel d'ovale régulier dont la partie antérieure, très large, sort des limites du champ d'observation.

L'extrémité postérieure, ou mieux supérieure, régulièrement arrondie, dépasse très notablement le niveau de la papille, de sorte que celle-ci y est entièrement contenue. Sur les bords, on remarque un liséré pigmentaire avec une forte accumulation de pigment sur la moitié regardant la macula. Sa surface très blanche a un aspect assez uniforme, avec quelques ombres montrant que le fond n'en est pas uni ; sur ce fond blanc l'œil a de la peine à reconnaître la papille, ainsi que je l'expliquerai dans un instant. On ne voit pas de vaisseaux choroïdiens, mais quelques très rares et fins vaisseaux appartenant à la sclérotique. Les vaisseaux rétiniens à direction rectiligne font un coude marqué sur le bord du colobome, indiquant par là une véritable ectasie de la sclérotique.

La papille surtout forme le point intéressant de cette observation. Au premier abord, elle paraît perdue complètement dans la teinte uniforme du colobome ; elle n'a aucune limite distincte, et ce n'est qu'en examinant avec beaucoup de soin l'origine des vaisseaux centraux que l'on peut comprendre l'aspect qu'elle présente. En effet, le seul contour un peu net se montre sur le bord proche de l'extrémité effilée du colobome ; en ce point émergent par un coude très brusque trois vaisseaux assez minces qui se séparent aussitôt pour se rendre directement et sans divisions ultérieures, dans la région voisine normale du fond de l'œil. A une petite distance de l'origine de ces vaisseaux, part une sorte de faisceau fibrillaire qui s'étale aussitôt en éventail, jetant à droite et à gauche comme des fibres arciformes dont la majeure partie se perd dans le fond du colobome, tandis que les plus latérales et en même temps les plus incurvées dessinent une courbe assez régulière simulant une portion du contour papillaire.

Dans la concavité de la courbe de cet éventail naissent encore trois fins vaisseaux, l'un directement en bas, les deux autres dans la direction de la macula, tous les trois avec un coude très marqué.

Enfin du milieu même de l'éventail, émerge un dernier vaisseau bien calibré ayant l'aspect ordinaire d'un vaisseau rétinien. Quant à l'espèce d'éventail fibrillaire signalé plus haut, je crois devoir le considérer comme une anomalie de conformation de la lame criblée; comme une sorte d'expansion du cordon central de tissu connectif dont les fibrilles iraient s'étendre bien au delà des limites papillaires jusque dans la rétine, lésions qui ont été bien décrites par M. Masselon.

Pour compléter l'observation de mon malade, il faut ajouter que suivant la règle presque générale, les yeux sont excessivement petits, mais qu'ils ne présentent ni l'un ni l'autre de colobome de l'iris. A l'œil gauche, atteint du colobome que je viens de décrire, le cristallin montre une opacité fusiforme contenue dans les couches corticales postérieures, tandis qu'à droite la cataracte est complète, empêchant toute observation du fond de l'œil. On ne peut donc pas décider si le colobome était bilatéral.

Il n'y a aucune autre malformation du corps.

La vue est extrêmement amoindrie, permettant à peine au malade de se conduire seul, et on ne peut songer à déterminer un peu sûrement si les fonctions rétiniennes s'exerent au niveau du colobome.

L'existence dans cette observation d'une opacité cristallinienne à gauche, et d'une cataracte complètedroite, permet de la rapprocher de l'observation de Caffeau, citée plus haut.

Observation XI

(Petit, *Revue Médicale de la Normandie*, octobre 1900),

Colobome rudimentaire de la papille optique.

L'enfant J. S..., 9 ans, est amené par ses parents, parce qu'il se plaint de ne pas voir de l'œil droit.

Les yeux sont normaux extérieurement. La pupille gauche réagit normalement à la lumière et à l'accommodation ; la pupille droite, moyennement dilatée, ne réagit même pas faiblement. Le réflexe consensuel est normal.

L'œil droit présente une hypermétropie de + 0 D. 75.

Les milieux de cet œil sont clairs. Le papille présente un aspect anormal. Elle se présente (à l'image droite) sous forme de zone blanchâtre d'un tiers plus grande que son diamètre habituel, un peu elliptique verticalement. La moitié temporale est blanche, excavée ; avec — 3D. on voit nettement le fond de l'excavation. La moitié nasale au contraire, semble irrégulière, anfractueuse et proémine dans le vitré ; elle est plus grisâtre. A l'intersection des deux moitiés, et empiétant sur la moitié nasale, on remarque une grosse tache pigmentaire ; on ne voit aucun vaisseau. Dans ses 3/4 externes, la papille est bordée par un anneau staphylomateux grisâtre assez régulier d'une largeur d'un demi-diamètre de papille normale environ. Des bords de la papille, se détachent, à la partie externe et à la partie interne, deux vaisseaux nettement séparés, petits et pâles. En suivant ces vaisseaux, on les perd bientôt à deux ou trois diamètres papillaires. Dans leur intervalle, et dans la zone péripapillaire, on remarque trois ou quatre petites taches rondes irrégulières, grises, tachées de pigment, semblables à celles qu'on observe dans certaines variétés de chorio-rétinite. Rien d'appréciable dans la région maculaire. Rien à la périphérie. V = O.

L'œil gauche est emmétrope. L'acuité visuelle, le fond d'œil sont normaux.

Rien d'intéressant dans les antécédents. Le père et la mère ont toujours été bien portants. La mère a eu six grossesses. Pas de fausses couches. Pas de traces de syphilis chez le père ou la mère.

L'enfant n'a eu d'autre affection qu'une légère angine, il y a 8 mois.

Il est vigoureux et bien constitué : rien du côté des dents, des oreilles, du crâne, des membres.

Observation XII

(Hilbert, *Klinische Monætsblatter für Augenheilkunde*, avril 1899.)

Productions inflammatoires fœtales sur un œil ; Colobome et amblyopie de l'autre œil chez un adolescent.

Jeune homme de 15 ans, aîné de huit enfants, dont deux sont morts. Parents non consanguins. Les grossesses de la mère paraissent avoir été normales ; le malade est né à terme.

Pas d'affection oculaire chez les autres membres de la famille, qui ont tous de très bons yeux.

Les yeux de l'enfant étaient, dit la mère, tels à la naissance qu'ils sont aujourd'hui. Il est normalement constitué, paraît intelligent ; il n'y a pas de déformation du crâne.

Etat actuel : Les deux yeux sont en strabisme convergent et atteints d'un nystagmus horizontal assez prononcé.

Œil droit : Très petit ; la cornée a un diamètre de seulement 6 millimètres. Les deux tiers inférieurs de la cornée sont opacifiés ; mais on voit cependant transparaître au travers l'iris qui est d'une teinte bleu clair.

La papille est comme une tête d'épingle et fermée par un exsudat brun ; le bord pupillaire est irrégulier, et fixé sur tout son pourtour à la face antérieure de la cristalloïde.

L'œil est inéclairable ; l'acuité visuelle est nulle.

Œil gauche : Le volume de cet œil est à peu près normal La cornée est parfaitement transparente, sans opacités.

L'iris de ce côté présente un colobome dirigé en bas, colobome incomplet, tel qu'il reste un pont d'iris de un millimètre de large entre lui et l'insertion de l'iris. La pupille ainsi déformée ne réagit que faiblement à la lumière.

Les milieux sont parfaitement transparents, et l'examen du fond de l'œil montre l'existence d'un colobome du plancher oculaire ; le bord du colobome est noir de pigment, et de nombreuses taches pigmentaires se trouvent disséminées sur tout son pourtour. Le fond lui-même est blanc brillant. L'extrémité postérieure du colobome se trouve située à une certaine distance de la papille. La papille est excavée et d'une teinte blanc bleuâtre. Les vaisseaux qui émergent de son centre sont minces, leur disposition n'offre rien de particulier.

Réfraction : Hypermétropie de 4 D. Le malade compte les doigts à deux mètres.

Hilbert résume cette observation en disant : Ainsi donc, on trouve : à droite, les restes d'une uvéite fœtale avec participation de la cornée, ayant abouti à l'atrophie du globe et à l'amaurose ; à gauche, un arrêt de développement, colobome de l'iris et de la choroïde, atrophie du nerf optique et amblyopie. Pour l'auteur, il n'y a pas de rapport entre les processus des deux yeux ; à droite, il s'agit de reliquats inflammatoires ; à gauche, d'une malformation due à un simple arrêt de développement. Ce cas exprimerait seulement : 1° la notion d'un processus inflammatoire intra-utérin ; 2° l'existence indépendante de malformations congénitales sur l'autre œil, qui ne peuvent être attribuées à un processus inflammatoire.

Il nous semble que cette dissociation dans la genèse des troubles survenus sur les deux yeux pendant la vie fœtale, est difficile à admettre. N'est-il pas plus naturel d'admettre que la même cause qui à droite a produit l'inflammation du segment antérieur de l'œil droit, avait auparavant entravé le développement des membranes oculaires du côté gauche? Le processus s'est manifesté d'une façon différente sur chaque œil, mais c'est à lui qu'il faut remonter, et c'est lui qui sert de trait d'union pour les rattacher à une commune origine.

Observation XIII

(Lechner, *Klinische Monætsblatter für Augenheilkunde*, octobre 1900.)

Colobome inflammatoire du nerf optique.

Il s'agit d'une petite fille de 11 ans qui n'a jamais souffert des yeux, mais se plaint de voir moins bien depuis quelque temps. Bonne santé habituelle ; aucune maladie, sauf la scarlatine un an auparavant, et des maux de tête dans les premières années, qui s'amendèrent progressivement depuis. Pas de convulsions. Mère bien portante ; grossesse et accouchement normaux, a eu deux autres enfants sains avec des yeux normaux.

L'iris droit offre les particularités suivantes : la pupille de ce côté est plus petite que la gauche et au lieu d'être ronde, elle est piriforme avec une petite extrémité tournée en bas et en dehors. Tout autour du bord pupillaire existe une sorte de bandelette conjonctive, et au niveau de l'extrémité inférieure une tache pigmentaire en forme de béquille ou de T. Aux environs de cette béquille, l'iris apparait nettement atrophique, ainsi que le montrent les trabécules qu'on observe à ce point et la couleur plus claire de l'iris à ce niveau. De plus, il existe là des adhérences très nettes de l'iris avec la cristalloïde antérieure. La pupille réagit bien à la lumière. D'après la mère, cet œil n'a jamais subi de traumatisme.

L'examen ophtalmoscopique montre à la place du disque optique une large plaque blanche fortement excavée; cette excavation est de —2 ou —3 vers les bords et de —7 au centre. Les vaisseaux ne naissent pas d'un tronc commun, mais émergent irrégulièrement de la périphérie particulièrement pour les veines. Tout autour du colobome se trouve un anneau pigmenté, et plus en dehors une zone d'atrophie choroïdienne surtout marquée en bas. Partout ailleurs, la choroïde paraît saine.

L'acuité visuelle de cet œil est :

Sans verres = 1/20.

Avec — 2 D — 1D axe 70 temporal = 1/8.

L'œil gauche ne présente rien de particulier.

En somme, sur un œil porteur d'un colobome du nerf optique, on observe en même temps un colobome atypique de l'iris, dirigé en bas et en dehors, et représentant les vestiges d'une iritis fœtale qui a laissé comme traces des synéchies postérieures. L'auteur en conclut que la malformation du nerf optique est, dans ce cas du moins, d'origine inflammatoire.

Observation XIV (personnelle).

Colobome de l'iris, de la choroïde et du nerf optique.

Jeune fille de treize ans. Rein de particulier à noter dans les antécédents héréditaires et personnels.

Œil droit. — Fond d'œil normal.

V. avec — 1 D. 50 = 1.

Œil droit. — L'iris présente un colobome siégeant en bas et en dedans, et atteignant la périphérie de la membrane. Dans le champ de cette perte de substance, on aperçoit le bord du cristallin sous forme d'une ligne noire légèrement échancrée (colobome cristallinien). La lentille est parfaitement transparente. Le volume de l'œil est normal.

L'examen ophtalmoscopique révèle l'existence d'un large colobome du plancher, dont la limite antérieure ne peut être atatteinte, et dont la partie postérieure s'étend jusqu'à la pupille, qu'elle englobe. Cette dernière est assez facilement reconnaissable par sa teinte légèrement rosée qui contraste avec la teinte grise du colobome.

Elle a une forme assez régulièrement circulaire, et est située à l'extrémité toute postérieure de la malformation. De son centre, mais non pas d'un point unique, on voit partir trois ou quatre vaisseaux qui passent ensuite, soit sur la rétine, soit sur le colobome.

Quant au colobome lui-même, son fond est très irrégulier, et les vaisseaux qui le parcourent présentent à sa surface un certain nombre de crochets. Mais d'une façon générale, il est à peu près sur le même niveau que le reste du fond de l'œil, et les vaisseaux qui passent de ses bords sur la rétine avoisinante, ne forment à ce niveau que des coudes très peu sensibles. La région située au-dessous de la papille est cependant un peu plus excavée, et une ligne, à concavité supérieure et formant rebord, la limite en bas.

En haut et en dehors, se voit une petite plaque de chorio-rétinite blanche, avec du pigment à sa surface. Une ou deux taches pigmentaires s'observent en outre sur le côté temporal du colobome.

L'acuité visuelle est très mauvaise ; la malade compte à peine les doigts à 30 centimètres. La kératoscopie dénote une myopie de 2 D., mais les verres ne donnent aucune amélioration.

Le champ visuel, très réduit, présente les limites suivantes :

En haut : 10°
En bas : 30°
En dedans : 15°
En dehors : 10°

CONCLUSIONS

I. — Les caractères principaux du colobome du nerf optique sont : 1° l'extension et la forme irrégulière de la papille ; 2° la présence d'une excavation plus ou moins prononcée ; 3° l'aspect blanc grisâtre de la papille ; 4° la distribution spéciale et l'émergence des vaisseaux qui apparaissent sur les bords scléroticaux de l'excavation et qui, alors même qu'ils émergent du disque optique, ne naissent jamais d'un tronc commun, mais isolés les uns des autres ; 5° le défaut de toute vascularité propre à l'excavation elle-même.

II. — La pathogénie de cette malformation est étroitement liée à celle des colobomes du plancher qui coexistent souvent avec elle. Or, il est difficile de donner, de la formation de ces derniers, une explication unique. La théorie de l'inocclusion de la fente oculaire convient surtout aux yeux porteurs de colobomes avec microphtalmie très prononcée et dont les milieux et les membranes ne se sont pas différenciés. Au contraire, sur des yeux arrivés à un état de développement plus complet, la persistance d'éléments rétiniens constatée au niveau de la prétendue diastase, les travées cicatricielles qu'elle présente, l'existence de lésions de choroïdite concomitante, enfin les faits observés de colobomes situés dans une région autre que la fente oculaire primitive, tout cela doit porter à penser qu'on est en présence d'une chorio-rétinite fœtale, survenue après fermeture de la fente.

BIBLIOGRAPHIE

1870. De Wecker. — Traité des maladies du fond de l'œil.

1879. Nieden. — Colobomes du nerf optique. *Archiv. für Augenh.*, VIII.

1880. Galezowski. — Colobomes de la gaine du nerf optique. *Recueil d'ophtalmologie*.

1880. Pooley. — Un cas de colobome de la gaine du nerf optique. Compte rendu du Congrès international de Milan.

1881. Van Duyse. — Le colobome de l'œil et le kyste séreux congénital de l'orbite. *Annales d'oculistique*.

1881. Deutschmann. — *Klinische Monats. für Augenh.*, t. XIX.

1882. Fuchs. — Anomalies congénitales. In *Albrecht Von Graefes Arch. für ophtalm.*

1882. Benson. — Sur le colobome du nerf optique. *The Dublin Journal of med. sciences.*

1884. Van Duyse. — Contribution à l'étude des anomalies congénitales du nerf optique. *Annales d'oculistique.*

1884. Van Duyse. — Du colobome maculaire. *Annales d'oculistique.*

1885. Nuel. — Colobome temporal de la papille du nerf optique. *Annales d'oculistique.*

1885. Realy Beyro. — Contribution à l'étude de l'embryologie de l'œil. *Thèse*, Paris.

1886. Picqué. — Maladies congénitales du globe de l'œil.

1887. Caspar. — Dissertat. inaug. Bonn.

1888. De Lapersonne. — Colobome irien et choroïdite maculaire. *Archives d'ophtalmologie.*

1888. Hess. — Pathogénèse des microphtalmus. *Archiv. für ophtalm.*, t. xxxiv.

1888. Vassaux. — Recherches sur les premières phases du développement de l'œil chez le lapin. *Thèse*, Paris.

1888. Valude et Vassaux. — Notes sur l'œil d'un cyclope. *Archives d'ophtalmologie.*

1889. Dujardin. — Colobomes maculaires. *Journal des sciences médicales de Lille.*

1890. Mackrocki. — Ein fall von Canalis Cloqueti und Coloboma nervi optici. *Archiv. für Augenh.*, t. xxi.

1890. Lindsay Johnson. — Extrapapillary colobomata. *Arch. of ophtalmology*, vol. xix..

1891. De Lapersonne. — Sur un cas de microphtalmie double avec kystes orbitaires. *Archives d'ophtalmologie.*

1891. Bichet. — De la microphtalmie congénitale. *Thèse*, Lille.

1891. Manz. — Ueber das angeb. Colobome des Schnerven. *Archiv. für Augenh.*, t. xxiii.

1892. Van Duyse. — Persistance du canal de Cloquet; colobome du nerf optique. *Archives d'ophtalmologie.*

1893. Adams Frost. — Colobome of the iris and choroïd on the temporal side (*Trans. of the Ophtalm. Society*).

1893. Bock. — Die Angeborne. Colobome des Augapfels, Wien.

1894. Muller Kannberg. — Contribution à la casuistique des colobomes du nerf optique. *Klinische Monatsblatter für Augenh.* août.

1894. Farnacoski. — A propos des colobomes du nerf optique. *Wiestnik ophtalmologii*, nov.-déc.

1894. Panas. — Traité d'ophtalmologie, t. i.

1895. Caffeau. — Pathogénie du colobome de l'iris. *Thèse. Lille.*

1895. Strzeminski, — Colobome de la gaine du nerf optique. *Recueil d'ophtalmologie.*

1896. Ginsberg. — Ueber angeb. Colobome des Augapfels. *Ceutralblatt f. Augenh.*

1896. Gabrielides. — Examen microscopique d'un œil cyclope. *Archives d'ophtalmologie.*

1896. Van Duyse. — Contribution à l'étude des colobomes de l'œil. *Archives d'ophtalmologie.*

1897. Goerlitz. — Anatomie d'un colobome du nerf optique *Archives für ophtalm.*, t. xxxv.

1897. Van Duyse. — Anatomie du colobome de la gaine du nerf optique. *Bulletin de la Société Belge d'ophtalmologie.*

1898. Van Duyse. — Pathogénie de la cyclopie. *Archives d'ophtalmologie.*

1899. Van Duyse. — De l'anophtalmie congénitale. *Archives d'ophtalmologie.*

1899. Van Duyse. — Aplasie du nerf optique et colobomes maculaires dans un œil de cyclope. *Archives d'ophtalmologie.*

1899. Elschnig. — Le colobome de l'entrée du nerf optique. *Archives d'ophtalmologie de de Graefe.*

1900. Van Duyse. — Pathogénie des kystes colobomateux rétro-palbébraux. *Archives d'ophtalmologie.*

1900. Van Duyse. — Prolifération connective post-hémorrhagique ou reliquats hyaloïdiens. Colobome central. *Archives d'ophtalmologie.*

1900. Van Duyse. — La double fente fœtale et les colobomes atypiques de l'œil. *Bulletin de l'Académie royale de médecine de Belgique.*

1901. Terrien et Petit. — Excavation congénitale énorme de la papille. *Archives d'ophtalmologie*, juillet.

IMPRIMERIE F. DEVERDUN, BUZANÇAIS (INDRE).

www.ingramcontent.com/pod-product-compliance
Ingram Content Group UK Ltd.
Pitfield, Milton Keynes, MK11 3LW, UK
UKHW021110220726
13924UKWH00004B/1613